SAÚDE E AFETOS NO TRABALHO
CONSTRUÇÕES DA PRÁTICA CLÍNICA E SUBJETIVIDADE

Editora Appris Ltda.
1.ª Edição - Copyright© 2024 da autora
Direitos de Edição Reservados à Editora Appris Ltda.

Nenhuma parte desta obra poderá ser utilizada indevidamente, sem estar de acordo com a Lei nº 9.610/98. Se incorreções forem encontradas, serão de exclusiva responsabilidade de seus organizadores. Foi realizado o Depósito Legal na Fundação Biblioteca Nacional, de acordo com as Leis nos 10.994, de 14/12/2004, e 12.192, de 14/01/2010.

Catalogação na Fonte
Elaborado por: Josefina A. S. Guedes
Bibliotecária CRB 9/870

S232s 2024	Santana, Priscila
	Saúde e afetos no trabalho : construções da prática clínica e subjetividade / Priscila Santana. – 1 ed. – Curitiba : Appris, 2024.
	171 p. ; 23 cm. – (Saúde mental).
	Inclui referências.
	ISBN 978-65-250-5369-1
	1. Trabalhadores – Saúde. 2. Trabalho. 3. Afeto. I. Título. II. Série.
	CDD – 363.11

Livro de acordo com a normalização técnica da ABNT

Appris editora

Editora e Livraria Appris Ltda.
Av. Manoel Ribas, 2265 – Mercês
Curitiba/PR – CEP: 80810-002
Tel. (41) 3156 - 4731
www.editoraappris.com.br

Printed in Brazil
Impresso no Brasil

Priscila Santana

SAÚDE E AFETOS NO TRABALHO
CONSTRUÇÕES DA PRÁTICA CLÍNICA E SUBJETIVIDADE

Appris
editora

FICHA TÉCNICA

EDITORIAL	Augusto Coelho
	Sara C. de Andrade Coelho
COMITÊ EDITORIAL	Marli Caetano
	Andréa Barbosa Gouveia - UFPR
	Edmeire C. Pereira - UFPR
	Iraneide da Silva - UFC
	Jacques de Lima Ferreira - UP
SUPERVISOR DA PRODUÇÃO	Renata Cristina Lopes Miccelli
ASSESSORIA EDITORIAL	Daniela Nazario
REVISÃO	Ana Carolina de Carvalho Lacerda
PRODUÇÃO EDITORIAL	Daniela Nazario
DIAGRAMAÇÃO	Andrezza Libel
CAPA	Eneo Lage
REVISÃO DE PROVA	William Rodrigues

COMITÊ CIENTÍFICO DA COLEÇÃO SAÚDE MENTAL

DIREÇÃO CIENTÍFICA	Roberta Ecleide Kelly (NEPE)
CONSULTORES	Alessandra Moreno Maestrelli (Território Lacaniano Riopretense)
	Ana Luiza Gonçalves dos Santos (UNIRIO)
	Antônio Cesar Frasseto (UNESP, São José do Rio Preto)
	Felipe Lessa (LASAMEC - FSP/USP)
	Gustavo Henrique Dionísio (UNESP, Assis - SP)
	Heloísa Marcon (APPOA, RS)
	Leandro de Lajonquière (USP, SP/ Université Paris Ouest, FR)
	Marcelo Amorim Checchia (IIEPAE)
	Maria Luiza Andreozzi (PUC-SP)
	Michele Kamers (Hospital Santa Catarina, Blumenau)
	Norida Teotônio de Castro (Unifenas, Minas Gerais)
	Márcio Fernandes (Unicentro-PR-Brasil)
	Maria Aparecida Baccega (ESPM-SP-Brasil)
	Fauston Negreiros (UFPI)

Dedico esta obra aos meus pais (in memoriam).

Ao meu pai, Cristian Santana, que por 15 anos foi trabalhador de uma empresa de ônibus de transporte interestadual, a famosa estrada "transamazônica", e lá iniciou como almoxarife e chegou à subgerência. Controlava tudo de cabeça, sofreu as mazelas da sobrecarga de trabalho, tendo como recompensa difamações e sua demissão. Apesar de ter processado e ser inocentado na justiça do trabalho, para os homens do Norte, fruto de nossa sociedade machista, sua honra foi manchada, e mesmo ele sendo um homem negro, forte, com 1,80 de altura, morreu poucos anos depois, aos 43 anos, de insuficiência respiratória, seguida de infarto!

À minha mãe, Maria Aparecida Santana, por ser mais uma vítima da COVID-19. Como profissional da saúde, eu a acompanhei em seus últimos dias e lhe fui vendo perder as forças, o ar... Partindo dolorosamente aos poucos... Cenas muito dolorosas para uma filha!

Dedico este trabalho também aos bons encontros e afetos que a vida nos proporciona, em especial ao meu marido, Arenaldo Alencar (coca), meu amante à moda antiga, do tipo que ainda não me manda flores, mas é meu maior apoiador e fã!

AGRADECIMENTOS

Agradeço aos motoristas integrantes do grupo que se permitiram vivenciar o novo, participando desta pesquisa.

PREFÁCIO

A saúde dos trabalhadores e das trabalhadoras é tema prioritário para aqueles que pensam na melhoria de vida da população brasileira e, ao mesmo tempo, um assunto relegado a um segundo plano há muito tempo. Apesar de termos uma política para a saúde do trabalhador e da trabalhadora (RENAST), ela não se efetiva de forma consistente e decisiva. São inúmeros os fatores envolvidos nessa procrastinação de sua efetiva realização.

Em primeiro lugar, é preciso considerar a história do atendimento à saúde do trabalhador desde o momento em que foi promulgada a Consolidação das Leis do Trabalho, a CLT, no governo Getúlio Vargas, em 1943, durante o período do Estado Novo, a ditadura varguista. Já em 1933, foram criadas as Caixas de Aposentadoria e Pensões, que garantiam pensão no caso de afastamentos do trabalho por acidente e constituiu em uma rede de atendimento aos trabalhadores por meio dos IAPTEC (transportes e carga), IAPC (comerciários), IAPB (bancários), IAPI (industriários), IAPM (marítimos e portuários) e IPASE (funcionários públicos), e o atendimento dependia do vínculo trabalhista e da carteira de trabalho. Assim, somente os trabalhadores que contribuíam para a previdência tinham acesso ao atendimento hospitalar.[1]

Durante a ditadura militar no Brasil (1964-1985), esse sistema foi substituído pelo INANPS (Instituto Nacional de Assistência Médica da Previdência Social), que também exigia o emprego formal como critério para o atendimento. O sistema de atendimento à saúde do trabalhador e da trabalhadora era financiado pela previdência.

Essa história irá mudar com a redemocratização do país, por meio da nova Constituição de 1988 e a criação do SUS. Finalmente, uma política de atenção à saúde com forte componente de atendimento público, voltado para todos os brasileiros. A partir desse momento, teremos uma política de atenção à saúde do trabalhador e da trabalhadora que irá desembocar logo mais na RENAST.

Evidentemente, o Sistema Único de Saúde enfrentou e enfrenta problemas de toda ordem. Desde a necessidade da construção dos equipamentos para garantir o atendimento a toda a população até a mudança

---

[1] As Políticas de Saúde no Brasil de 1933 a 1966. ARCA – FIOCRUS/UFMS. Disponível em: www.arca.fiocruz.br. Acesso em: 29 abr. 2023.

de mentalidade dos profissionais da saúde para o atendimento nos novos moldes preconizados pelo SUS. Não foi fácil pensar a atenção básica como porta de entrada do sistema e inverter a lógica do ingresso no sistema pela porta hospitalar. O mesmo ocorreu com a saúde do trabalhador e da trabalhadora e a determinação de estes serem atendidos pela Unidade Básica de Saúde, uma política que encontra obstáculos até os dias de hoje.

É esse o pano de fundo que sustenta o belo trabalho realizado por Priscila Santana em seu doutorado na PUC-SP e que vem à luz para o grande público no livro que agora é lançado.

Inicialmente, precisamos apresentar a autora ao grande público, interessado no tema da saúde do trabalhador e da trabalhadora e que está para além dos pesquisadores do mundo acadêmico e do campo sindical. Priscila é uma pesquisadora que há muito tempo se dedica ao atendimento de trabalhadores e trabalhadoras que enfrentam dificuldades no que chamamos de saúde mental na situação de trabalho. Desgaste mental produzido por situações adversas, pressão para além do suportável e fruto da precarização das relações de trabalho. Mais recentemente, vem acompanhando com dedicação um grupo de motoristas afastados do trabalho e aposentados por invalidez devido a essas condições precárias de trabalho. Em geral, homens (ainda são muito poucas as mulheres que dirigem ônibus ou caminhões de maior porte) que enfrentaram situações traumáticas e dificuldades para o retorno ao trabalho.

Casos de assalto ao transporte público que acabam redundando em forte ameaça de morte ou mesmo ser atingido por disparo de arma de fogo. Entretanto, não é a violência endêmica das grandes cidades brasileiras a única fonte de adoecimento, a violência surda, cotidiana, é tão danosa quanto a violência explícita. A pressão constante exercida pelo trânsito caótico, pelo cumprimento do horário, pela pressão dos usuários tratados com desrespeito pelas companhias de transporte urbano (lotação excessiva, atrasos, veículos sucateados) levam o motorista a um nível de tensão psicológica que frequentemente resulta em trauma psíquico. Priscila dedicou anos ao atendimento desses trabalhadores, alguns sem perspectiva ou alternativa de retorno a uma atividade laboral que não fosse aquela da qual estavam afastados.

Esse trabalho de atendimento foi produzindo a elaboração de perguntas, primeiro passo para a elaboração da pesquisa. Desde o questionamento aos procedimentos habituais no acompanhamento de trabalhadores que passaram pelo tipo de trauma psíquico já mencionados até a base teórica e metodológica.

Foi essa a tarefa que Priscila enfrentou em seu doutorado, com muita dedicação e qualidade! Com sua formação de base na Psicossociologia, ela buscou o desafio de relacionar sua base teórica com a psicologia sócio-histórica e, para tanto, buscou a PUC-SP, berço dessa vertente inaugurada pela grande pesquisadora Silvia T. M. Lane. Não se tratou de um mero exercício transdisciplinar, mas de uma discussão de caráter epistemológico que buscou as bases filosóficas das duas vertentes e se aproveitou dos encontros de perspectivas comuns. Além disso, fez uma bela discussão metodológica, mostrando a potência da pesquisa ação e como ela contribui de forma eficiente para a coleta das informações e os elementos necessários para uma análise consistente. O procedimento é utilizado tanto no campo da psicossociologia quanto na psicologia sócio-histórica. Do ponto de vista teórico, aplicou a noção de Dimensão Subjetiva da Realidade, ajudando a construir essa categoria na psicologia sócio-histórica.

Além do mais, há na pesquisa de Priscila um modo de fazer o atendimento muito bem retratado neste livro e que irá apoiar muitos trabalhadores da saúde mental voltados para a saúde do trabalhador e da trabalhadora (mas não somente estes), psicólogas, terapeutas ocupacionais, fisioterapeutas, médicos e outros, que poderão se apropriar desse aparato de intervenção muito bem construído pela pesquisadora.

Enfim, trata-se de uma obra de importância para a compreensão do que precisamos discutir no momento sobre saúde do trabalhador e da trabalhadora, de uma discussão teórica e metodológica de peso e da construção de uma excelente alternativa de atendimento que merece ser lida e discutida para avançarmos e consolidarmos esse campo de discussão e intervenção.

Odair Furtado
Professor associado da PUC-SP no PPG em Psicologia Social,
Coordenador do NUTAS.

LISTA DE SIGLAS

CAAE	Certificado de Apresentação para Apreciação Ética
CAT	Comunicação de acidente de trabalho
CEREST	Centro Estadual de Referência em Saúde do Trabalhador
CNH	Carteira nacional de Habilitação
DETRAN-AM	Departamento Estadual de Trânsito do Amazonas
ENEM	Exame Nacional do Ensino Médio
EPI	Equipamento de Proteção Individual
INSS	Instituto Nacional do Seguro Social
ITRA	Inventário de riscos psicossociais do trabalho
LAPDT	Laboratório de Psicodinâmica do Trabalho
LAPSIC	Laboratório de Psicologia, Trabalho e Saúde
NUTAS	Núcleo de estudos e Pesquisa em Trabalho, Atividade e Subjetividade
ONG	Organização não governamental
OT	Organização de Trabalho
PIM	Polo Industrial de Manaus
PROART	Protocolo de avaliação dos riscos psicossociais no trabalho
PSNT	Política nacional de saúde do trabalhador
PST	Programa de Saúde do Trabalhador
RH	Recursos Humanos
RENAST	Rede Nacional de Atenção Integral à Saúde do Trabalhador
SUS	Sistema Único de Saúde
TJ-AM	Tribunal de Justiça do Amazonas
UFAM	Universidade Federal do Amazonas
UNB	Universidade de Brasília

SUMÁRIO

INTRODUÇÃO 17

CAPÍTULO 1
CAMINHANDO COM A HISTÓRIA:
REFERENCIAL TEÓRICO E METODOLOGIA 25
1.1 SAÚDE DO TRABALHADOR 26
1.2 A PSICOLOGIA SÓCIO-HISTÓRICA 27
1.3 A PESQUISA COM MOTORISTAS DE ÔNIBUS....................... 30
1.4 A RELAÇÃO ENTRE A SÓCIO-HISTÓRICA E A PSICOSSOCIOLOGIA 31
1.5 OS CAMINHOS DESVELADOS DURANTE A PESQUISA 33
  1.5.1 Participantes: critérios de inclusão e exclusão 35
  1.5.2 Tipo de pesquisa 35
  1.5.3 Local da pesquisa.. 39
  1.5.4 Estratégia para análise de dados........................... 40
  1.5.5 O levantamento de dados 40
  1.5.6 Procedimentos de coleta de dados.......................... 41
  1.5.7 Instrumentos de coleta de dados – Oficinas de Escuta clínica do Trabalho.. 41

CAPÍTULO 2
DESCRIÇÃO DAS OFICINAS 45
2.1 DESCRIÇÃO DA OFICINA 1 – SUBJETIVIDADE E TRABALHO 46
2.2 DESCRIÇÃO DA OFICINA 2 – SOFRIMENTO E COOPERAÇÃO........... 50
2.3 DESCRIÇÃO DA OFICINA 3 – PRAZER E SENTIDO DO TRABALHO...... 58
2.4 DEVOLUTIVA 62

CAPÍTULO 3
CLÍNICA DO TRABALHO SÓCIO-HISTÓRICA........................... 67

CAPÍTULO 4
O TRABALHADOR MANAUARA.. 75
4.1 A CLÍNICA DO TRABALHO 76

CAPÍTULO 5
SOFRIMENTO NO E PELO TRABALHO 91
  5.1 SOFRIMENTO E ORGANIZAÇÃO DO TRABALHO......................92
  5.2 SOFRIMENTO E O TRÁFEGO URBANO 100
  5.3 SOFRIMENTO E O ASSALTO 103
  5.4 SOFRIMENTO E INSS 107
  5.5 SOFRIMENTO E IDENTIDADE DO TRABALHADOR.....................110

CAPÍTULO 6
AFETOS E TRABALHO.. 117
  6.1 SOFRIMENTO ÉTICO-POLÍTICO 118
  6.2 CORPO E TRABALHO 126
  6.3 AFETO E SENTIDO DO TRABALHO.....................................138

CONSIDERAÇÕES FINAIS 151

REFERÊNCIAS 161

INTRODUÇÃO

> *Pensamentos são como fios e como pássaros.*
> *Não se constrói uma tese só com premissas técnicas e percursos metódicos.*
> *É preciso mais, é preciso criar.*
> *É preciso criatividade.*
> *É preciso pensar!*
> *(Vinícius Furlan, 2020)*

Esta obra foi escrita durante a pandemia de Covid-19, a doença que assola o mundo desde o ano de 2020, provocando dor, sofrimento e ceifando diversas vidas, incluindo minha mãe, falecida em 29 de julho de 2021.

Esta obra retrata a historicidade de um grupo de trabalhadores que se reúnem há mais de dez anos, seu coletivo é formado por motoristas de ônibus urbanos na cidade de Manaus. Ao se depararem com seu adoecimento físico e mental, foram afastados e receberam atendimento por longos anos no antigo hospital Psiquiátrico Eduardo Ribeiro, que devido à reforma Psiquiátrica no Brasil[2] precisou realizar uma realocação de seu espaço, sendo eles então acolhidos pelo CEREST-AM[3], onde passaram a ter acesso a atendimentos com uma equipe multiprofissional.

O CEREST promove ações para melhorar as condições de trabalho e qualidade de vida do trabalhador por meio da prevenção e vigilância. Suas atribuições incluem apoiar investigações de maior complexidade. Para a prestação de retaguarda técnica especializada, considerando seu papel no apoio matricial a toda rede SUS, desempenhando as funções de suporte técnico, de educação permanente, de coordenação de projetos de promoção, vigilância e assistência à saúde dos trabalhadores no âmbito da sua área de abrangência. Cada trabalhador assistido é visto como um evento sentinela e, a partir da clínica do trabalho, estabeleceu-se uma

---

[2] A reforma psiquiátrica no Brasil representa a luta pela vida, contra a exclusão, além de uma conquista dos movimentos sociais na busca por melhorias no sistema de atendimento à saúde mental no Brasil. Diversos profissionais da saúde, trabalhadores militantes de uma nova proposta que envolve uma construção social e uma nova relação com a loucura e o sofrimento metal, e sua reconfiguração do sistema (JUNIOR, 2007).

[3] O CEREST é o Centro de referência em saúde do trabalhador, que nasceu das necessidades de organização nos processos de municipalização. Ele parte das estratégias de expansão da RENAST – Rede Nacional de Atenção Integral à Saúde do Trabalhador, e está vinculado ao ministério da saúde. Suas ações permitiram diversos avanços, acumulando experiências e conhecimentos que desvelaram as doenças ocultas do trabalho.

parceria do centro com o LAPSIC[4] – Laboratório de Psicodinâmica do Trabalho (UFAM) – mediante as diretrizes de ensino, pesquisa e extensão, possibilitando o espaço de estágio em escuta clínica do trabalho.

A organização de trabalho no CEREST-AM desenvolveu uma atividade de extrema importância na construção e consolidação da autonomia no grupo de trabalhadores, pois inicialmente lhes cedeu espaço físico e autonomia para seus encontros, que ocorriam a portas fechadas, com duração em média de uma hora. Com o passar do tempo, o grupo foi aumentando, sendo necessário duas turmas para abarcar a todos. Além do espaço físico, o CEREST-AM os incluiu na sua rede de atendimento multiprofissional, que se inicia com a triagem e, em seguida, os encaminha para seus atendimentos, seja na clínica individual, seja na clínica do trabalho, seguindo os pressupostos teóricos, metodológico da psicodinâmica do Trabalho (DEJOURS, 2008; 2012a).

Os atendimentos que ocorrem no CEREST-AM respondem a uma demanda real de encaminhamentos que chegam a ele todos os dias. Por esse motivo, a parceria com o LAPSIC se mostrou importante e rica, permitindo que trabalhadores sejam ouvidos, assistidos e sintomáticos na atuação de vigilância em saúde do trabalhador junto ao mercado de trabalho manauara, além de contribuir com a formação de psicólogos na escuta clínica voltada à saúde do trabalhador.

O LAPSIC existe desde 2008 e seu objetivo principal é possibilitar um espaço de ensino, pesquisa e extensão mediante a articulação entre os alunos e pesquisadores. Até o ano de 2017 foram contabilizadas 62 pesquisas, entre dissertações, monografias e projetos de extensão, desenvolvendo tanto a clínica do trabalho quanto da ação, seguindo os preceitos teóricos metodológicos da Psicodinâmica do Trabalho, como as "práticas brasileiras"[5], denominada por Mendes (2007).

Em minha trajetória, a atividade com grupos sempre foi muito presente, iniciando ainda na graduação, no estágio em Psicologia Social, atuando com jovens em situação de vulnerabilidade social, depois como analista de Recursos Humanos nas empresas do PIM – Polo Industrial de

---

[4] Atualmente, a sigla LAPSIC permanece, porém o nome do Laboratório passou por mudanças, passando a ser laboratório de Psicologia, Trabalho e Saúde.

[5] As práticas brasileiras é uma denominação dada às adaptações ao método da clínica do trabalho conforme os pressupostos teóricos da Psicodinâmica do trabalho. No livro *Psicodinâmica do trabalho no Brasil, práticas e desafios*, publicado em 2017, é feita uma meta análise de suas pesquisas pelos laboratórios e suas respectivas regiões (MERLO, 2017).

Manaus –, desenvolvendo atividades como psicóloga organizacional. Tais experiências foram fundamentais para este olhar sobre o real do trabalho nas organizações, mas foi como voluntária no laboratório do qual sou integrante desde 2009 que aprimorei a escuta clínica durante a práxis nas pesquisas das quais venho participando.

O primeiro contato com esse coletivo se deu em 2015, a partir de uma solicitação de clínica do trabalho, feita pelo CEREST ao LAPSIC. Essa clínica iniciou no mesmo ano, seus resultados serão detalhados no primeiro capítulo. Entretanto, é importante revelar que eles foram fundamentais para a construção da metodologia aplicada nesta pesquisa, já que seus relatos norteavam um profundo sofrimento em torno das questões ocasionadas pelo trabalho, indicando uma atemporalidade, seguidos de alucinações auditivas com tendência suicida, o que levou a pesquisadora a conduzi-la por um período de um ano e meio, finalizando em 2017, em virtude da aprovação no doutorado em Psicologia Social, na PUC-SP.

Ao iniciar o doutorado e frequentar o NUTAS – Núcleo de Trabalho e Ação Social[6] –, a articulação com a psicologia sócio-histórica me permitiu ampliar os horizontes desta pesquisa. É importante ressaltar que os caminhos percorridos na construção desta obra partiram sempre do real implicado no objeto estudado. Uma realidade estudada a partir da pesquisa-ação, permitindo-me atuar de maneira entusiasta e observadora a desvelar as camadas resilientes desse grupo.

O desejo em desvelar essas camadas resilientes e complexas do universo do trabalho, das organizações e da saúde mental parte da experiência prática e dos avanços clínicos apresentados pelo coletivo ao longo do tempo, permitindo-me observar com cautela detalhes intrigantes, como o uso da pasta de documentos e laudos sempre presente, tudo por uma necessidade de comprovação por parte dos pacientes de seu estado adoecidos, isso devido ao sofrimento provocado pela doença e pela violência psicológica exercida no ambiente de trabalho, motivando-me a fazer uma devolutiva adaptada e inspirada no método de autoconfrontação de Clot.

Seu método consiste na filmagem em vídeo de trabalhadores que realizam a mesma tarefa, e logo em seguida é feita a análise dessa atividade, o que se constitui nos diálogos entre trabalhador e seu trabalho; trabalhador e seus colegas; trabalhador e clínico. A metodologia segue o preceito

---

[6] Em 2023 o nome do Laboratório foi modificado para NUTAS – Núcleo de estudos e Pesquisa em Trabalho, Atividade e Subjetividade

metodológico histórico-desenvolvimental, e sua análise consiste no diálogo estabelecido entre o trabalhador e seu trabalho, reafirmando a ênfase dada à atividade e sua transformação (SILVA, 2014).

Diante desse real sobre a estrutura complexa do trabalho e suas organizações, bem como desses trabalhadores e seus desafios na compreensão de seu sofrimento e seus impactos, é importante ressaltar que, com o passar dos anos, alguns grupos de trabalhadores assistidos pela clínica alcançaram sua autonomia, sendo então fundamental a análise de sua historicidade, enquanto sujeito na perspectiva de encontrar caminhos capazes de compreendê-la. Sobre essa ideia, a psicologia sócio-histórica de base marxista se apresenta como uma possibilidade real e fundamental na medida em que possibilita olhar a historicidade do sujeito e a partir dela contribuir com a clínicas do trabalho.

A metodologia da psicologia sócio-histórica de base marxista segue os preceitos do materialismo histórico e dialético, que compreende o sujeito em sua condição de mundo, homem e conhecimento. O interessante é exatamente a possibilidade de não se prender ao "método", mas de este poder analisar com profundidade as possibilidades encontradas principalmente em coletivos de grupos já realizados pela clínica do trabalho (LHUILIER, 2014).

Refletir sobre uma articulação entre ambas as teorias é desafiador, tendo em vista a divergência de suas bases epistemológicas, requer diálogos interdisciplinares, já que a psicodinâmica tem base na Psicanálise e foi apresentada ao mundo pelo psicanalista Christophe Dejours (2008) nos anos 80, quando lançou seu primeiro livro, intitulado *A Loucura do Trabalho*, apresentando sua teoria e metodologia. Desde então, muitos pesquisadores, em especial a Prof.ª Dr.ª Ana Magnólia Mendes, da Universidade de Brasília (UNB), tendo o seu laboratório, o LPCT – Laboratório de psicodinâmica e Clínica do Trabalho –, como pioneiro a praticar o método. Ela estabeleceu parceria com coletivos de pesquisadores espalhados pelas universidades federais pelo Brasil, em especial os laboratórios: LAPSIC – Laboratório de Psicodinâmica do Trabalho –, coordenado pela Prof.ª Dr.ª Rosângela Dutra de Moraes; LAPDT – Laboratório de Psicodinâmica do Trabalho –, coordenado pelo Prof. Dr. Álvaro Roberto Crespo Merlo. As parcerias atuam na execução de pesquisa tanto em práticas clínicas como em suas adaptações ao método, denominando-as de práticas brasileiras (MORAES, 2017).

SAÚDE E AFETOS NO TRABALHO: CONSTRUÇÕES DA PRÁTICA CLÍNICA E SUBJETIVIDADE

Gostamos de pensar nesta pesquisa como descreve Dominique Lhuilier (2014), pois para ela as abordagens teóricas que compõem a clínica do trabalho produzem um conjunto de análises de suas próprias práticas clínicas, que permeiam a análise do trabalho. O saber nasce assim, da clínica, dessa prática "ao pé do leito do doente" (LHUILIER, 2014, p. VIII) desvinculada da postura do *expert* que se satisfaz apenas com a aplicação do seu saber. Trata-se de compreender e analisar.

Algumas adaptações são necessárias para se compreender e analisar este objeto, respeitando sua historicidade, como iniciar sua análise pela clínica Psicodinâmica realizada em 2015. A partir dela planejamos a minha imersão no campo de pesquisa. Devido às questões epistemológicas já citadas, faz-se necessário um coagente, que é uma aproximação interdisciplinar entre a psicologia sócio-histórica com a Psicossociologia, que, por sua vez, é constituída pelas correntes teóricas da Psicologia Social Clínica e pela Psicopatologia do Trabalho.

A psicossociologia do trabalho preocupa-se não apenas com o universo do trabalho como faz a psicodinâmica, mas articula-se de forma interdisciplinar, estudando suas reciprocidades. Seu campo de investigação concentra-se na ação de articulação com o campo social, suas condutas humanas e vida psíquica, compreendendo a atividade e sua práxis. A "dessimbolozação" e a constituição da subjetividade e o sentido do trabalho são objetos que compõem a dimensão subjetiva da realidade e se vinculam com a psicologia sócio-histórica. A articulação entre a psicodinâmica e a sociologia compreensiva é alicerçada na visão de um sujeito no trabalho que age e se constrói nessa interação (LHUILIER, 2011; AMADO; LHUILIER, 2014; CARRETEIRO; BARROS, 2014).

São diversos os desafios encontrados na prática clínica que revelam atividades cada vez mais específicas nas organizações do trabalho, dentre as quais necessitam de adaptações aos métodos de pesquisa capazes de desvelar o real do trabalho. Diante dos relatos dos pacientes, revelamos a importância de sua contribuição científica, pois se caracterizam como um complemento aos estudos das clínicas do trabalho, contrapondo-se aos estudos que privilegiam o trabalho em detrimento do trabalhador e sua subjetividade.

A complexidade que envolve o tema desta pesquisa pretende dar continuidade às pesquisas do LAPSIC e do NUTAS, na compreensão da dimensão subjetiva da realidade a partir da assimilação dos fenômenos sociais do trabalho com a produção de sentido e transformação social, ampliando o campo empírico da psicologia sócio-histórica, da Psicossociologia combinada com a Psicodinâmica, na ressignificação e no sentido do trabalho.

Mediante essa complexidade de pesquisa e as reflexões proporcionadas por elas diante do saber fazer da atividade, o problema de pesquisa se forma: de que maneira impactam e como são expressas diante do sofrimento no e pelo trabalho as dimensões subjetivas e sua potência de ação nas afetações implicadas à saúde do trabalhador?

Este estudo revela uma reflexão dos processos subjetivos, entrelaçados com o real e a saúde do trabalhador, apresentando a sua relevância social. Mendes (2007) defendeu que ao desvelar as transformações do trabalho se torna possível proporcionar-lhes alternativas de transformação do real e suas estratégias de emancipação do trabalhador, uma reapropriação de si, do coletivo, das relações de poder, seguido de suas funções políticas e sociais.

Esta obra está organizada em sete capítulos. No primeiro, intitulado "Caminhando com a história: referencial teórico e metodologia", faz-se uma revisão teórica diante do objeto de pesquisa, seguido de sua construção metodológica, que parte da realidade prática enquanto atividade da pesquisadora, com base no referencial teórico da sócio-histórica, articulado com a psicossociologia e a psicodinâmica do trabalho. A elaboração das oficinas de escuta clínica do trabalho é o resultado de pesquisas e observações por meio da pesquisa-ação, cuja aplicação foi concentrada em quatro encontros.

O segundo capítulo, nomeado "Descrição das oficinas", concentra-se em apresentar de forma sequencial os resultados da aplicação prática das oficinas. Seu objetivo é esclarecer ao leitor o sentido e a origem das colagens produzidas em coconstrução com os praticantes, de modo a auxiliá-lo no entendimento dos capítulos seguintes, organizados conforme seus núcleos de significação.

O terceiro capítulo busca apresentar uma "Clínica do trabalho sócio-histórica", que parte de reflexões sobre a importância de serem elucidadas ações, diante da realidade de uma clínica que busque a essência, indo além da aparência, na construção de novos espaços.

O quarto capítulo, nomeado "O Trabalhador Manauara", apresenta a historicidade desse grupo de motoristas, amparado pela análise dos dados coletados na clínica do trabalho, realizada entre os anos de 2015 e 2017,

SAÚDE E AFETOS NO TRABALHO: CONSTRUÇÕES DA PRÁTICA CLÍNICA E SUBJETIVIDADE

apresentando uma compreensão sobre esse trabalhador, agora paciente, como sujeito neoliberal, absorvido pelos impactos ocasionados por esse adoecimento, envolto pelo estranhamento diante da dimensão subjetiva que a realidade apresenta.

O quinto capítulo, de título "Sofrimento no e pelo Trabalho", concentra os núcleos de significação expressos pelo sofrimento, apresentando as dimensões que o contemplam e circundam as vivências com a organização do trabalho, o tráfego urbano, o assalto, o INSS; a identidade do trabalhador.

O sexto capítulo, "Afetos e Trabalho", apresenta os afetos como potência de agir na reelaboração dos sentidos significados do trabalho. Entretanto, indica que este é um processo possível a alguns. Durante a análise, destacaram-se as categorias de sofrimento ético-político, corpo e trabalho, afeto e sentido do trabalho.

CAPÍTULO 1

CAMINHANDO COM A HISTÓRIA: REFERENCIAL TEÓRICO E METODOLOGIA

Minha terra tem palmeiras,
Onde canta o Sabiá;
As aves, que aqui gorjeiam,
Não gorjeiam como lá.

Nosso céu tem mais estrelas,
Nossas várzeas têm mais flores,
Nossos bosques têm mais vida,
Nossa vida mais amores.

Em cismar, sozinho, à noite,
Mais prazer encontro eu lá;
Minha terra tem palmeiras,
Onde canta o Sabiá.

Minha terra tem primores,
Que tais não encontro eu cá;
Em cismar — sozinho, à noite —
Mais prazer encontro eu lá;
Minha terra tem palmeiras,
Onde canta o Sabiá.

Não permita Deus que eu morra,
Sem que eu volte para lá;
Sem que desfrute os primores
Que não encontro por cá;
Sem qu'inda aviste as palmeiras,
Onde canta o Sabiá.
(Canção do Exílio – Gonçalves Dias)

A Canção do Exílio, um poema publicado em 1857, foi escrita pelo poeta brasileiro Gonçalves Dias, na época em que ele estava estudando Direito na Universidade de Coimbra, em Portugal. A saudade de seu país motivou sua escrita, entretanto, em 1822 o Brasil havia se separado de Portugal e, desde então, crescia o movimento de identidade nacional, juntamente com a arte em torno dela. Não obstante, nesta obra, esse poema nos lembra a identidade do trabalhador[7] e sua relação com a sua atividade. Apesar disso, esse é um poema que fala de saudade. "A saudade é o desejo, ou seja, o apetite que desfruta de uma coisa, intensificado pela recordação desta coisa e, ao mesmo tempo, refreado pela recordação de outras coisas, as quais excluem a existência da coisa apetecida" (SPINOZA, 2020, p. 148).

A saudade, o desejo intensificado pela recordação, na identidade do trabalhador representa as lembranças afetivas, marcadas no corpo, na memória, em sua história, uma realidade revestida como um quebra-cabeça, que vai sendo reconstruído à medida que as investigações sobre os sinais e sintomas vão sendo estudados e então compreendidos na sua relação com o adoecimento no e pelo trabalho.

1.1 SAÚDE DO TRABALHADOR

A saúde do trabalhador é uma política pública, e uma das diretrizes do SUS implementadas na década de 1980, inspirada nos movimentos da reforma sanitária, dos trabalhadores, pela realização da I Conferência Nacional de Saúde. Seu campo de atuação compreende a política nacional de saúde do trabalhador e da trabalhadora, compreendendo a saúde como direito (GOMES, 2011).

> O conceito de política pública pressupõe que há uma área ou domínio da vida que não é privada ou somente individual, mas que existe em comum com outros. Essa dimensão comum é denominada propriedade pública, mas não pertence a ninguém em particular e é controlada pelo governo para propósitos públicos. (DIAS; MATOS, 2017, p. 11).

Seguindo seus pressupostos baseados na universalidade, equidade e integralidade das ações, o campo de atuação da saúde do trabalhador se fundamenta nas diretrizes da Lei 8.080, que determina seu planejamento e ações mediante as políticas de atuação, o PST – Programa de Saúde do Trabalhador – se articula com as ações de vigilância e da saúde conforme a portaria MS n. 3.908, de 30 de outubro de 1998, dando origem aos centros de referência em saúde do trabalhador (VASCONCELOS; MACHADO, 2011).

Nos anos 80, os debates em torno da organização dos serviços de saúde estavam acalorados, principalmente pela influência do movimento dos trabalhadores. Entretanto, nos anos 90 tiveram seu marco principal,

---

[7] Identidade do Trabalhador – identidade afetiva do trabalhador com a sua atividade, este termo será apresentado no capítulo "Sofrimento no e pelo trabalho".

com a implementação da PSNT – Política nacional de saúde do trabalhador –, cujo objetivo é desvelar as doenças ocultas e mapear as epidemias.
Para isso, faz-se necessário traçar estratégias e, desse modo, a criação dos
CERESTS se destaca em sua importância, pois sua funcionalidade consiste
na especificidade de serviços com maior capacidade técnica capazes de
compreender a complexidade que envolve as organizações do trabalho,
garantindo que seu quadro de profissionais seja capacitado para atuar e
apoiar dentro da vigilância (SANTOS; LACAZ, 2011).

A RENAST – Rede Nacional de Atenção à Saúde do Trabalhador
– é apontada como a principal estratégia do SUS na promoção da saúde
do trabalhador. Foi publicada na portaria n.1679, de 19 de setembro de
2002, ressaltando o comprometimento com a integralidade, no cuidado
da saúde, providenciando a promoção de saúde, na perspectiva de olhar
para o trabalho e para o trabalhador como agentes de promoção de saúde;
amparando-se na vigilância da saúde como potência na busca pelo reconhe-
cimentos dos riscos à saúde, correlacionados com o trabalho; resguardados
pela assistência qualificada, compreendendo o usuário como trabalhador e
sua especificidade do trabalho, desenvolvendo as ações integradas de saúde.
Para a saúde do trabalhador, as ações de promoção, vigilância e assistência
à saúde são indissociáveis, não importando o arranjo organizacional ou a
"caixinha" em que são ineridas (DIAS *et al.*, 2011).

1.2 A PSICOLOGIA SÓCIO-HISTÓRICA

A psicologia sócio-histórica da PUC-SP, como é mais conhecida,
inicia com os professores da PUC que buscavam uma Psicologia que
fosse a representação da realidade brasileira, capaz de desvelar o sofrimento e a vida vivida de forma crítica, contribuindo com a construção
do conhecimento, liderados pelas iniciativas de Silvia Lane, fundamentais
para a construção dessa nova Psicologia. O termo "sócio-histórica" foi
uma proposta feita por ela ao grupo, no programa de estudos em Pós-
-Graduação em Psicologia Social na PUC, já que mesmo tendo adotado a
teoria histórico-cultural de Vigotski, a motivação consistia nas pesquisas
com criticidade e no desejo de desvelar a realidade da Psicologia Social
brasileira (FURTADO; SVARTMAN, 2009).

> A psicologia Sócio-Histórica, que toma como base a psicologia
> Histórico-Cultural de Vigotski (1896-1934), apresenta-se
> desde seus primórdios como uma possibilidade de supe-

> ração dessas visões dicotômicas. O discurso de Vigotski, no II Congresso Pan-Russo de Psiconeurologia, em 1924, sobre o método de investigação reflexologia e psicologia, demonstra-o com clareza, ao fazer crítica a posições que foram consideradas reducionistas e ao incentivar a produção de uma psicologia dialética. (BOCK, 2007, p.17).

O homem moderno é sujeito de sua vida, fruto do capitalismo, com capacidade para fazer suas escolhas, inclusive seu lugar na sociedade, isso graças ao mercado, em que todos podem vender e comprar, dependendo apenas de seus talentos. A necessidade de se produzir mercadorias impõe aos homens uma participação na sociedade na forma de indivíduos produtores e/ou consumidores (GONÇALVES, 2007; 2002a).

A psicologia sócio-histórica fundamenta-se no marxismo, adotando o materialismo histórico-dialético como filosofia, teoria e método, compreendendo que o sujeito participa ativamente de suas escolhas, como um ser social e histórico. Sua análise se inicia pelas categorias trabalho e relações sociais para situar o homem na sua historicidade, entendendo que ele se constitui historicamente enquanto homem por meio da transformação da natureza, em sociedade, para produção de sua existência (GONÇALVES, 2007).

> No materialismo dialético o homem é social e histórico. Não há um homem universal, não há um homem que se realize individualmente. Há homens concretos, determinados pela realidade social e histórica e ao, mesmo tempo, determinantes dessa realidade, através da ação coletiva. (GONÇALVES, 2007, p. 50).

Para a sócio-histórica, sujeito e mundo são dimensões do mesmo processo, não é possível fragmentá-los. Porém, na perspectiva "a-histórica" esse processo é negado, e a sociedade é vista como anárquica, fragmentando o sujeito com o fim das possibilidades, novas experiências e oportunidades, impossibilitando a aplicabilidade de políticas públicas e projetos sociais. Ainda assim, considerando a perspectiva histórica, é possível encontrar elementos capazes de afetar a subjetividade do sujeito. Assim, discute-se como novas características da produção capitalista, com a acumulação flexível do capital, as modificações das relações de produção, o império das leis de mercado e a supervalorização do consumo, dissolvem o sujeito (GONÇALVES, 2007).

> A noção de historicidade é a referência fundamental, pois aponta a necessidade de se incluir, na compreensão dos processos da realidade, o conteúdo que identifica cada fenômeno na sua relação com diferentes grupos sociais, definidos por

diferenças no lugar social produzido pelas contradições de base material. (KAHHALE; ROSA, 2009, p. 39).

Ao analisarmos a potência da categoria analítica historicidade e sua contribuição na compreensão do fenômeno psicológico, compreendemos na pesquisa com os motoristas que, para a saúde do trabalhador, as muitas etapas desta obra se constituíram em torno das lacunas apresentadas pelas próprias histórias contadas pelos participantes, que por meio de seus conteúdos foram apresentando as pistas como peças de um quebra-cabeça. A partir de uma análise crítica delas, mediante a compreensão da realidade, constituímos a categoria historicidade.

> O fenômeno psicológico, seja qual for sua conceituação, aparece descolado da realidade na qual o indivíduo o abriga. Esta é a noção: algo que se abriga em nosso corpo, do qual não temos muito controle, visto como algo que em determinados momentos de crise nos domina sem que tenhamos qualquer possibilidade de controlá-lo; algo que inclui "segredos" que nem mesmo nós sabemos; algo enclausurado em nós que é ou contém um "verdadeiro eu" [...]. Para a sócio-histórica falar do fenômeno psicológico é obrigatoriamente falar da sociedade. Falar da subjetividade humana é falar da objetividade em que vivem os homens. A compreensão do mundo interno "exige compreensão do mundo externo", pois são dois aspectos de um mesmo movimento, de um processo no qual o homem atua e constrói/modifica o mundo e este, por sua vez, propicia os elementos para a constituição psicológica do homem. (BOCK, 2007, p. 21).

Compreender o fenômeno social é compreender a sociedade, como uma unidade, uma luta de contrários, uma análise complexa, desvelando a contradição como um processo contínuo, que expõe o movimento dialético, expressando seu caráter histórico. O sujeito com que se trabalha é ser ativo e transformador social do mundo; é um ser posicionado que intervém em seu meio social (BOCK, 2007).

Considerando a subjetividade dos motoristas, tanto a individual quanto a social, concordamos com o pensamento de Vigotski. Para ele a subjetividade se constitui na intersubjetividade, ou seja, a partir do significado que é social e objetivo, próprio de cada sujeito, expresso pelos sentidos de cada um. A subjetividade pode ser tomada com uma outra conformação, a partir de um método que entende a relação entre objetividade e subjetividade como uma unidade de contrários, em movimento de transformação constante (GONÇALVES, 2007).

> Para Vigotski, a combinação entre signo e instrumento na atividade psicológica gera a função psicológica superior ou comportamento superior como correlato da função, que ultrapassa o organicamente demarcado. O desenvolvimento se dá em espiral e não em círculos, como faria crer a observação desatenta. A regressão no desenvolvimento prepara o salto para a próxima etapa [adquirir a operação comutativa]. (FURTADO, 2007, p. 84).

1.3 A PESQUISA COM MOTORISTAS DE ÔNIBUS

Tendo em vista a riqueza e a potência que a categoria historicidade nos proporciona, foi realizado um levantamento no banco de dados sobre os trabalhos publicados, referente a pesquisas realizadas com motoristas, entre os anos de 1996 e 2021, dentre os critérios de inclusão, são trabalhos acadêmicos publicados no Brasil: pesquisas com motoristas.

Os trabalhos acadêmicos publicados revelados na pesquisa com motoristas indicam que 34 pesquisas com motoristas foram publicadas, dentre elas, quatro são teses de doutorado, das quais apenas uma não está voltada para a saúde mental; 27 são dissertações de mestrado, sendo uma pela UFAM – Universidade Federal do Amazonas-, dentre elas, 19 são voltadas à saúde mental; e apenas três monografias, sendo duas direcionadas à saúde mental. De maneira geral, observamos que o enquadre teórico envolve estudos ergonômicos, porém 25 deles concentram-se na saúde mental, enfatizando a importância de pesquisas diante da necessidade e da problemática que envolve a atividade de motoristas de ônibus.

A pesquisa qualitativa foi a abordagem utilizada pelo presente trabalho. Sua fundamentação teórica segue os preceitos da psicologia sócio-histórica em articulação com a psicossociologia, como demarca González-Rey:

> A pesquisa qualitativa se debruça sobre o conhecimento de um objeto complexo: a subjetividade, cujos elementos estão implicados simultaneamente em diferentes processos constitutivos do todo, os quais mudam em face do contexto em que se expressa o sujeito concreto. A história e o contexto que caracterizam o desenvolvimento do sujeito marcam sua singularidade, que é expressão da riqueza e plasticidade do fenômeno subjetivo. (GONZÁLEZ-REY, 2011, p. 51).

O desafio está em compreender o fenômeno subjetivo implicado nesse objeto de pesquisa, o que tornou possível a articulação entre as teorias da psicologia sócio-histórica com a Psicossociologia, porém ambas se ancoram epistemologicamente no materialismo histórico-dialético, constroem suas pesquisas de forma dialética, tendo como foco em seu campo de investigação a categoria trabalho e sua mediação entre o sujeito e a sociedade. No entanto, a sócio-histórica tem se centralizado na crítica social, ampliando seus olhares por meio das mediações em torno do sujeito e da sociedade, desvelando sua historicidade e totalidade frente ao real, enquanto a psicossociologia concentrou seus estudos do sujeito sobre uma perspectiva clínica dentro do universo das organizações e sua constituição com o trabalho. O objeto desta pesquisa apresenta no fenômeno alicerces que excedem o universo das organizações e que instigam a reflexões importantes que reforçam a potência dessa articulação, descrita a seguir.

1.4 A RELAÇÃO ENTRE A SÓCIO-HISTÓRICA E A PSICOSSOCIOLOGIA

As pesquisas na psicologia sócio-histórica buscam compreender o fenômeno psicológico do sujeito e suas relações sociais, ou seja, fala-se da sociedade, de sua constituição histórica e suas transformações, seja representando do diretor ao protagonista, ou até mesmo o ator coadjuvante de sua própria história, mediante os estudos iniciados pela categoria trabalho e suas relações sociais expondo a subjetividade. "A categoria subjetividade passa a ter o significado próprio desse momento histórico, o que trará implicações para a própria experiência individual e subjetiva" (GONÇALVES, 2002, p. 51).

> Portanto, para a sócio-histórica falar do fenômeno psicológico é obrigatoriamente falar da sociedade. Falar da subjetividade humana é falar da objetividade em que vivem os homens. A compreensão do "mundo interno" exige a compreensão do "mundo externo", pois são dois aspectos de um mesmo movimento, de um processo no qual o homem atua e constrói/modifica o mundo e este, por sua vez, propicia os elementos para a constituição psicológica do homem. (BOCK, 2002, p. 30).

Desse modo, a importância se dá em refletir sobre os desafios apresentados pela realidade social, desvelando as facetas do fenômeno psicológico, do sujeito, seu mundo e sua subjetividade, como as principais instigações da Psicologia, compreendendo a totalidade sob o olhar de uma perspectiva crítica, trabalhando de forma ética, política sobre o mundo social (AGUIAR, 2002; BOCK, 2002; GONÇALVES, 2002b).

A metodologia histórico-dialética parte de uma perspectiva crítica e de sua concepção dialética, segundo a qual compreende que o movimento da realidade expressa uma contradição a ser superada. Já a sua concepção histórica analisa o sujeito, a sociedade e sua história. A visão dialética é essa criticidade descrita frente ao real. Não dá para separar sociedade de indivíduo, tudo está interligado. Porém, a realidade é subjetiva e singular de cada um, ao passo que é também coletiva e objetiva. Assim, as categorias contradição e superação atuam na perspectiva de superação da realidade e, por isso, a historicidade é uma categoria fundamental à compreensão da relação de nexo causal entre o adoecimento do trabalhador e sua relação com o trabalho (CARONE, 1989).

A metodologia da psicossociologia está ancorada no materialismo histórico-dialético, atuando de forma clínica nas instituições por meio de projetos. A realidade foi norteadora de adaptações em sua metodologia, que é chamada de intervenção psicossociológica. Nela, o foco principal ainda é investigar a ação e sua articulação com o campo social, promovendo a transformação das relações sociais. A intervenção psicossociológica apresenta dois principais conceitos, e demanda e implicação. A demanda é a solicitação endereçada ao pesquisador. Nela está o relato do caso que receberá a intervenção. A demanda explícita parte de um coletivo e é chamada explícita porque apresenta o reconhecimento de um incômodo, um desconforto, um sofrimento. Entretanto, na demanda endereçada ocorre o reconhecimento pelo sujeito que necessita de ajuda diante de sua impotência frente ao real.

Na sequência, temos retribuição, e com ela a retribuição material relativa ao valor financeiro e o engajamento pessoal na ciência de que os resultados dependem do investimento psíquico do sujeito e sua implicação no processo. Logo, na demanda implícita não há explicação e endereçamento da demanda. No entanto, percebe-se os sentimentos de mal-estar, incômodo, e até mesmo sofrimento, que "ecoa" fortalecendo a percepção de que o objeto de pesquisa é também a preocupação geradora de sofrimento. A encomenda é realizada pelo detentor de poder de decisão. Ele fala em nome dos trabalhadores, a demanda atua exatamente na fala própria do trabalhador, no fazer parte do processo. A implicação requer a empatia e a simpatia do psicossociólogo, o que não é uma tarefa fácil, porém fundamental na escuta. "O distanciamento necessita um sair do fazer para refletir sobre esse fazer". Por conseguinte, revela-se a potência na pesquisa-ação como metodologia de pesquisa. Ela permite a imersão do pesquisador no campo de pesquisa (CARRETEIRO; BARROS, 2014, p. 107).

Na psicodinâmica do trabalho, a demanda é mais simples. Sua função é de investigar a demanda descrita na solicitação de clínica, e nisso se faz um primeiro encontro, convidando os participantes e explicitando o convite. Já nas "práticas brasileiras", observou-se o real da atividade dentro das organizações e os pesquisadores passaram a empoderar-se de outros instrumentos, como entrevistas. Nesta pesquisa ficamos com a demanda implícita, já que ela não depende de uma chefia, mas da própria vontade e desejo de participação dos sujeitos, revelando suas mazelas como sinalização dos riscos ocorridos por aquele trabalho.

A complexidade envolta nos desafios do mundo do trabalho nos leva a uma necessidade interdisciplinar de pesquisa. Para a psicossociologia, o método se dá pela práxis da pesquisa-ação, que permite uma imersão do pesquisador. Sob essa ótica, González-Rey (2017c) descreve e nomeia a pesquisa construtivo-interpretativa como uma ação de pesquisa simultaneamente teórica e dialógica. Ela legitima o conhecimento na pesquisa, permitindo ao pesquisador um envolvimento profundo, mediante a relevância de suas próprias experiências. O resultado implica a construção de sentido a ambos os participantes. Para ambas as linhas teóricas, fica clara a importância de "construir sentidos", "criar espaços", promover uma superação na dicotomia entre pesquisa e prática, de forma dialética. A sócio-histórica ancora-se nesses pressupostos, indo em busca da essência para além da aparência. Por isso a importância de se compreender a historicidade e suas mediações na construção do conhecimento. Nesta pesquisa, as mediações e os instrumentos utilizados em suas etapas colaboraram com os resultados que, por meio da pesquisa-ação, possibilitaram uma troca de experiências, e não apenas uma observação superficial, mas uma imersão na realidade.

1.5 OS CAMINHOS DESVELADOS DURANTE A PESQUISA

A presente metodologia expressa o real de nossas práxis enquanto pesquisadoras(es) e psicólogas(os) na clínica do trabalho, participando ativamente das pesquisas realizadas pelo LAPSIC-AM em parceria com o CEREST-AM, que possibilitou atendimento ao grupo de motoristas de ônibus na cidade de Manaus.

O objeto desta pesquisa é um grupo de trabalhadores que falam do trabalho, no passado. Sua atividade é apenas uma lembrança, ora dolorosa, ora prazerosa. A sua realidade apresenta severas mudanças em suas vidas, já que lidam com suas perdas sociais.

A realidade dos sujeitos implicados nesta pesquisa impactou em reflexões importantes sobre o papel social do pesquisador e o desenvolvimento desta pesquisa-ação, revelando a potência da análise pela relação dialética entre o singular-particular e universal, em sua concepção histórico-social de homem, seguindo os pressupostos teóricos metodológicos do materialismo histórico-dialético.

Em seus pressupostos, observa-se o sujeito em sua ação, de forma expositiva, teórica, especulativa e racional, compreendendo a sua concepção de mundo, de homem e de conhecimento de forma ampla, partindo do real para compreendê-lo em suas relações (LANE, 1989; GONÇALVES, 2002a).

Os sujeitos desta pesquisa são motoristas de ônibus urbano que foram acometidos por adoecimento funcional e por esse motivo foram afastados do trabalho. Muitos se conheceram e trabalharam juntos em várias empresas de transporte urbano. O longo tempo de trabalho foi um dos fatores que facilitou a relação grupal. Entre os anos de 2015 e 2017, realizou-se uma clínica do trabalho, com alguns integrantes do grupo, que são parte de um grupo maior, o que será descrito no próximo capítulo. Nesse caso, o grupo participante da clínica do trabalho foi composto pelos trabalhadores que se reúnem no CEREST-AM e participaram das oficinas ali realizadas pela equipe de pesquisadores do LAPSIC-AM, isso já no retorno da pesquisadora no segundo semestre do ano de 2018.

As oficinas existem desde o desenvolvimento da pesquisa de mestrado (SANTANA, 2015). Naquela ocasião, o método utilizado estava diretamente ligado à psicodinâmica do trabalho (DEJOURS, 1992), considerando que a organização de trabalho das enfermeiras ocorria em regime de escalas, dificultando a realização da clínica do trabalho. Nesta pesquisa, os dados encontrados, tanto na clínica do trabalho como na observação direta sobre a dinâmica do grupo, foram determinantes para a escolha das oficinas como instrumento metodológico.

As adaptações ao método fortaleceram a compreensão necessária do fenômeno psicológico tomado aqui como objeto de pesquisa e sua interdisciplinaridade com a saúde do trabalhador e suas articulações teóricas. Isso ocorreu devido à observação-participante construída durante a pré-

-pesquisa.[8] Nessa perspectiva, é importante entender que no grupo todos os trabalhadores encontram-se afastados do trabalho, devido ao sofrimento ocasionado pelo trabalho, ou seja, sua atividade é apenas uma "lembrança atemporal da atividade"[9]. Dessa maneira, a investigação não comporta uma instituição, mas as instituições de trabalho que compõem o sistema de trânsito na cidade de Manaus.

O grupo de trabalhadores se apresentou coeso, participativo e organizado. Sua trajetória contribuiu com a criação e consolidação da associação e compreensão frente ao enfrentamento de sua nova realidade, a de trabalhadores adoecidos e afastados pelo trabalho, e a saga entre o uso de medicamentos psicotrópicos, a família e o INSS.

Nesse fenômeno psicológico encontramos muitas particularidades. Uma delas se relaciona com a lembrança atemporal da atividade, implicando tanto na atividade como nas instituições. O real se revela nas lembranças do trabalho desvelando a história de vida desses trabalhadores e sua potência de fala seguida dos impactos na saúde do trabalhador, reforçando a importância de um olhar crítico para esses fenômenos.

1.5.1 Participantes: critérios de inclusão e exclusão

Os participantes desta pesquisa foram os motoristas de ônibus adoecidos pelo trabalho e afastados pelo INSS, que se reúnem quinzenalmente no CEREST-AM. Foi estabelecido como critérios de inclusão apenas ser integrante do grupo, seguido da assinatura do termo de consentimento livre e esclarecido. Como critérios de exclusão, não pertencer ao grupo e não ser motorista.

1.5.2 Tipo de pesquisa

A metodologia utilizada segue os preceitos da pesquisa-ação, o que consiste na participação ativa do pesquisador, uma ação considerada determinante para compreender a complexidade encontrada no fenômeno social.

---

[8] A Pré-pesquisa é a primeira etapa da pesquisa e consiste na observação e investigação sobre a necessidade da investigação e sua organização, que partem de uma demanda e, por sua vez, tanto na psicodinâmica do trabalho como na psicossociologia, trata-se de uma solicitação endereçada ao psicólogo. Na ocasião, a clínica do trabalho já apresentava dados importantes sobre as vivências desse grupo (MENDES; ARAÚJO, 2011; 2012; CARRETEIRO; BARROS, 2014).

[9] Com "lembrança atemporal da atividade" nos referimos a toda lembrança, seja ela tanto de prazer ou sofrimento, referente à atividade realizada no trabalho, há anos passados, mas cujos efeitos ainda são presentes.

A abordagem será qualitativa, no entanto, seguirá os preceitos teóricos da psicologia sócio-histórica em articulação com a pesquisa-ação de orientação psicossociológica (FLICK, 2009; MINAYO, 2014).

A participação ativa do pesquisador consiste em sua imersão no campo, iniciando sua atuação como observador, mas, sob uma perspectiva de um observador participante influenciando diretamente sobre os resultados. Entretanto, sua atuação na pesquisa envolve o processo de trabalho de campo, que orientam as construções que partem da teoria, e de forma ativa e intrínseca vão dialogando com a realidade durante todo o processo (FLICK, 2009; GONZÁLEZ-REY, 2017a).

As construções que envolvem o pesquisador na pesquisa-ação são complexas e impactam no desenvolvimento da subjetividade, e para isso é fundamental explicitar claramente as ações que envolvem a pesquisa, trabalhando as questões éticas, sua definição de papéis e seus graus de participação, fortalecendo a importância do diálogo.

> O caráter dialógico que toma forma nas múltiplas conversações que se organizam no curso da pesquisa não apenas favorece a emergência da subjetividade dos participantes, mas também a do próprio pesquisador, a qual é essencial para a sua produção teórica. (ANDRÉ, 2007; GONZÁLEZ-REY, 2017b, p. 88).

Conforme nos descreve Bendassolli e Gondim:

> Na pesquisa-ação, há o reconhecimento da possibilidade de o pesquisador interagir com o seu ambiente de pesquisa sem separar a investigação da intervenção. O foco é na resolução de problemas práticos vivenciados pelas pessoas, e não na confirmação de teorias ou hipóteses prévias, na qual, como vimos, o empírico comparece como um conjunto de dados mais ou menos organizados em função de leis ou mecanismos subjacentes, e cujo funcionamento se quer predizer. Na pesquisa-ação, o próprio pesquisador não consegue antecipar totalmente os rumos das mudanças, pois há um movimento no processo de ação que deriva de sua interferência. Porém, não se trata de uma entrada às cegas no campo, como no caso do indutivismo ingênuo, avesso a qualquer teorização. O pesquisador possui seu esquema básico da referência, mas este não se impõe à realidade, de forma apriorística. Há um caminho de duas vias, em que o empírico (sinônimo da própria realidade social, dinâmica e complexa) que instiga a produção de conhecimento e sua aplicação no próprio ato, no

curso do processo de investigação, sendo aí imediatamente retroalimentado. (BENDASSOLLI; GONDIM, 2014a, p. 21).

A produção do saber e o desenvolvimento subjetivo reforçam a importância da pesquisa social e seus diversos tipos de investigação, tratam do ser humano em sociedade, suas relações, instituições, envoltos por sua história e sua produção simbólica, compreendendo a fase exploratória que investiga desde a etapa de construção do projeto até os procedimentos e testes para a entrada em campo (MINAYO, 2014).

Estudar o ser humano e suas relações comporta o eixo de análise da pesquisa social, o que nos conduz a uma especificidade sobre esse entendimento na relação entre tema e método. "Os significados que o pesquisador vai produzindo dos instrumentos e das situações formais e informais de comunicação durante a pesquisa integram informações diferentes de instrumentos e momentos distintos da pesquisa" (GONZÁLEZ-REY, 2017c, p. 96). A construção do conhecimento se estabelece na relação da pesquisa com a práxis, compreendendo suas particularidades, que envolvem desde a cultura até as incontrolabilidades do objeto (MINAYO, 2014).

> A pesquisa em si é uma prática social onde pesquisador e pesquisado se apresentam enquanto subjetividade que materializam nas relações desenvolvidas, e onde os papéis se confundem e se alternam, ambos objetos de análises e, portanto, descritos empiricamente. Esta relação – objeto de análise – é captada em seu movimento, o que implica, necessariamente, pesquisa-ação [...]. Este caráter acumulativo da pesquisa faz do conhecimento uma práxis, onde cada momento empírico é repensado no confronto com outros momentos e a partir da reflexão crítica novos caminhos de investigação são traçados, que por sua vez levam ao reexame de todos os empíricos e análises feitas, ampliando sempre a compreensão e o âmbito do conhecimento. Pesquisa-ação é por excelência a práxis científica [...]. Agora a psicologia poderá responder à questão de como o homem é sujeito da história e transformador de sua própria vida e da sua sociedade, assim como qualquer outra área da psicologia. (LANE, 1989, p. 18-19).

O objeto desta obra envolve a práxis da pesquisa em psicologia social clínica, que tem como objetivo explorar os processos de geração recíproca do psiquismo e do social: as relações interpessoais, o grupo, a instituição e a organização. "O vínculo social é examinado de uma dupla perspectiva, a perspectiva das transformações sociais e a dos rearranjos psíquicos operados pelos indivíduos", caracterizando assim uma abordagem aberta à pluridisciplinaridade (LHUILIER, 2011, p. 26).

Uma abordagem pluridisciplinar favorece a atuação e o desenvolvimento da pesquisa-ação de orientação psicossociológica, e nesta deve-se considerar tanto a forma como o conteúdo, o que eventualmente demanda novos formatos no manejo do próprio método (LHUILIER, 2011; BENDASSOLLI; GONDIM, 2014a).

> O processo de pesquisa não se situa fora da história, mas contribui para que se cumpra o aparecimento do inédito, tanto no pensamento como no discurso, não deixa a realidade intacta, é apenas quando aquela é ameaçada de implosão que podem ser feitas descobertas, não como qualquer coisa que apenas do trabalho do pesquisador, mas que surge entre eles e os atores. É quando estes últimos, enquanto sujeitos conhecedores, pareciam na elaboração da sua história e da sua interpretação, quando se desvela um pouco para eles o que se pode revelar o inaudito, ao mesmo tempo que se inventam práticas sociais novas. Facilitar evoluções democráticas nos grupos e nas instituições, democratizar a própria pesquisa, é os sentido da pesquisa-ação tal como entendemos. (LEVY, 2005, p. 305).

O manejo em pesquisa social compreende readequações, novos olhares para a realidade. Carreteiro e Barros (2014) apontam a necessidade de reavaliação do quadro teórico e metodológico da psicossociologia, porém seguindo os preceitos conceituais de atividade, ação e práxis.

A articulação entre as clínicas do trabalho com a psicologia sócio--histórica se dá pela interdisciplinaridade entre as práxis descritas nas teorias e seus resultados de pesquisas de ordem psicossociológica, instigados pela complexidade em investigar o movimento entre os sujeitos, seu coletivo e o social, buscando importantes mecanismos de análise em suas afetações. Segundo Lane (1989, p. 12), "O homem é cultura e história", e não uma visão interacionista.

> O psíquico não é submetido ao social, mas é integrado como um elemento para se compreender o social, o foco da sociologia clínica/psicossociologia está na construção de problemáticas complexas que permitem pensar em articulações, influências. (BENDASSOLI, 2009, p. 70).

Partindo dessas análises, Lane (1989) destaca a pesquisa-ação como a práxis na pesquisa científica, o saber fazer, mediante a reflexão de dados empíricos e, para isso, fundamenta-se na psicologia sócio-histórica, que parte das categorias do trabalho e relações sociais para situá-la em sua constituição histórica (FURTADO, 2002).

As pesquisas em psicologia sócio-histórica revelam o sujeito e sua complexidade enfatizando o objeto de estudo, o problema e o método de investigação, fundamentais aos estudos de subjetividade. Para a sócio--histórica, essa é uma relação dialética, realizada por meio da mediação e compreensão dos signos na perspectiva de desvelar a observação do não observável, compreendendo o sujeito em ação para além da aparência (GONÇALVES, 2002b; AGUIAR, 2002).

Ao observá-lo como ser humano, com um nome, uma história situada no tempo e no espaço, com características singulares, particulares e universais, esse sujeito social que sente o prazer e o sofrimento, que mesmo alienado reivindica sua partilha, seu reconhecimento, frutos do seu trabalho, apresenta-nos uma realidade que, entrelaçada pela vida e sua intersubjetividade, é uma perspectiva clínica de desenvolvimento. Sob tal perspectiva de sofrimento, no qual o clínico é chamado, ele partilha os diversos conflitos, processos e movimentos sociais que entrelaçam a ele e sua divisão efetiva de membros (MICHEL, 2005).

A historicidade descrita pela observação desses sujeitos fortalece o seguimento da metodologia conforme os preceitos da psicologia sócio--histórica em articulação com a Psicossociologia, ambas com base na pesquisa-ação e no materialismo histórico-dialético, pois, como em sua definição, o materialista compreende que a realidade material existente independe da ideia, do pensamento e da razão. A dialética tem na contradição sua principal categoria, já que busca sua superação com base na transformação da realidade e compreendendo a subjetividade do sujeito concreto social e histórico, configurando assim a estrutura desse procedimento de pesquisa (BOCK, 2002).

1.5.3 Local da pesquisa

A pesquisa propriamente dita foi realizada em uma sala do CEREST – Centro Estadual de Referência em Saúde do Trabalhador –, localizado na rua sete, casa 04, conjunto dos secretários, bairro Adrianópolis, Manaus-AM.

1.5.4 Estratégia para análise de dados

A estratégia de análise de dados segue os preceitos que envolvem os núcleos de significação da dimensão histórico-dialética. Este ocorre mediante categorias, a primeira consiste no levantamento de pré-indicadores, ou seja, a busca por indicativos do pensamento, sentido e agir do sujeito e sua história, logo em seguida sua sistematização, e para isso será fundamental identificar suas similaridades, complementariedades e contraposições necessárias a articulação do material encontrado. A significação da realidade se dará mediante a abstração desses dados na então construção de seus núcleos de significação histórico-social do sujeito (AGUIAR; SOARES; MACHADO, 2015).

É importante ressaltar a potência de análise nos núcleos de significação, pois isso permite que os dados coletados sejam investigados conforme a apresentação de sua complexidade, o que envolve a constituição do espaço, as observações do significado da fala, escuta, gestos, postura e até tonalidade de voz na busca pela compreensão do discurso, sentido e significado atribuído às ações e suas implicações com a saúde mental do trabalhador (MENDES; ARAÚJO, 2011; 2012; FLEURY; MACÊDO, 2015).

1.5.5 O levantamento de dados

Para esta pesquisa foi realizado um levantamento quantitativo dos dados socioeconômicos e epidemiológicos sobre os trabalhadores atendidos no CEREST-AM. Nele foram utilizadas as ficha sociais de atendimento e anamnese. A análise do material foi organizada em tabela simples do Excel.

O levantamento qualitativo se dividiu em quatro etapas importantes na coleta de dados, e os procedimentos de pesquisa representam a busca pela compreensão dos fenômenos psicológicos que envolvem o laço que une os trabalhadores, conforme descrito no quadro a seguir:

Quadro 1 – Procedimentos de pesquisa

Etapas	Procedimentos de Pesquisa
Pré-pesquisa	Clínica do Trabalho entre os anos de 2015 e 2017, descritos no Capítulo 4

Etapas	Procedimentos de Pesquisa		
Levantamento de dados	Análise quantitativa	Levantamento da ficha social do CEREST-AM; Visitas *in loco* a algumas residências; Entrevistas individuais; Observação e levantamento da historicidade do grupo.	
Oficinas de escuta clínica do trabalho	1. Subjetividade e Trabalho	2. Sofrimento e Cooperação	3. Prazer e Sentido do trabalho
Validação	Oficina 1	Oficina 2	Oficina 3

Fonte: pesquisa de campo, 2021

1.5.6 Procedimentos de coleta de dados

Os dados foram coletados em sessões coletivas com os trabalhadores, sendo registrados por meio de gravações em vídeo e áudio, seguido do registro no diário de campo. Nesse diário foram registrados os resultados da observação clínica, todos os eventos não verbais e fatos ocorridos no coletivo de pesquisa, a relação entre os pesquisadores e seus sentimentos em relação uns aos outros, à sessão e ao grupo de trabalhadores. Cada um desses registros contribuiu para fomentar a análise de dados (MENDES E ARAÚJO, 2011; 2012).

1.5.7 Instrumentos de coleta de dados – Oficinas de Escuta clínica do Trabalho

As oficinas de escuta clínica do trabalho ocorreram em quatro encontros quinzenais entre os meses de agosto a dezembro do ano de 2018. O objetivo principal da oficina é estudar a subjetividade implicada, seguida do impacto ocasionado pelo adoecimento do trabalho. As atividades foram realizadas em encontros quinzenais, com duração média de duas horas cada, lembrando que como o homem é um ser em movimento, a observação participante foi determinante na definição dos temas trabalhados.

A estratégia de intervenção de grupo propicia, mediante a fala compartilhada dos trabalhadores no espaço público, a pesquisa, a investigação e a ação. Junto aos trabalhadores, ela promove a ampliação da percepção e da consciência deles sobre si mesmos, na relação com o trabalho (processos de trabalho) e com a saúde e bem-estar (MARTINS; MENDES, 2012).

Ao refletir sobre as potencialidades de intervenção, nas oficinas, recorri à filmagem como registro, com o objetivo de possibilitar aos participantes que visualizassem a si mesmos. Cada oficina teve um tema específico, sendo elas articuladas junto com dinâmicas de grupo como mobilizadores de fala. No entanto, o real se revelou com muita potência de afeto e sofrimento em torno das lembranças da atividade.

As lembranças dessa atividade nortearam uma aproximação ao método de autoconfrontação em que, segundo Clot (2006), a palavra do sujeito não se volta só para o seu objeto (a situação visível), mas também para a atividade daquele que a registra. Trata-se de permitir que esse trabalhador assista a si próprio e passe a atuar como coator na perspectiva de aprofundar questões subjetivas, incorporando as questões dos afetos.

Ao analisar a atividade, é importante compreender que ela é apenas uma lembrança, no entanto, lembrança de prazer e sofrimento, impactados por uma realidade sem a atividade, acompanhadas de muita dor e sofrimento patológico que rememoram a psicopatologia do trabalho.

O convite para a participação nas oficinas ocorreu em um encontro realizado previamente com o grupo. Nele foram esclarecidos as dúvidas e os objetivos, deixando claro o caráter livre de adesão e participação, os termos foram assinados, organizados e validados coletivamente. As oficinas de escuta clínica do trabalhador ocorreram conforme os temas descritos e organizados a seguir:

OFICINA 1 – Subjetividade e trabalho

Objetivo: fazer circular a fala para que os participantes exponham suas vivências subjetivas em relação ao trabalho.

Proposta de atividade: aplicou-se uma dinâmica do corpo humano e colagem. Nela o coletivo de trabalhadores foi divido em pequenos grupos para desenharem um corpo humano em tamanho real sobre cartolinas e sobre a imagem aplicarem a colagem. Logo em seguida, cada grupo fez sua exposição, o sentido de sua arte. A questão norteadora: existe vida além do trabalho?

OFICINA 2 – Sofrimento e cooperação

Objetivo: possibilitar a reflexão mediante as vivências de sofrimento e sua atual condição de paciente.

Proposta de atividade: foram aplicadas adaptações da técnica da fotolinguagem, que se utiliza de fotos pré-selecionadas coletivamente pelo grupo de pesquisadores, preferencialmente que já vivenciaram a realidade dos atendimentos no CEREST-AM. As fotos deverão ser expostas aos participantes e, no momento da dinâmica, serão escolhidas aleatoriamente por eles. A questão norteadora será: qual o sentido do trabalho?

OFICINA 3 – Prazer e Sentido do trabalho

Objetivo: compreender e analisar as vivências subjetivas implicadas no prazer/sentido do trabalho.

Proposta de atividade: foi aplicada a técnica da Soul Collage. Nela cada participante deveria produzir uma arte própria, e não mais coletiva, criando por meio da arte da colagem uma representação simbólica de sua autoimagem. A questão norteadora foi: Hoje eu estou!

OFICINA 4 – Devolutiva

Nesta oficina o vídeo foi editado enfatizando o momento da discussão, respeitando a cronologia de eventos que ocorreram nas oficinas e proporcionando, assim, a possibilidade de se reconhecerem diante da imagem.

Esse conjunto de procedimentos utilizados na coleta de dados é resultado de nossas atividades enquanto pesquisadoras(es) e clínicas(os) do trabalho, atuantes na cidade de Manaus. Sua potência revelou a riqueza e complexidade nessa construção. Este estudo se revelou como um condutor que foi sendo desvelado a cada etapa concluída, permitindo uma troca entre os participantes, sejam eles pesquisadoras (es) ou pacientes do CEREST-AM.

O conselho nacional de saúde, mediante Resolução 196/96, define as recomendações éticas envolvendo as pesquisas com seres humanos. O presente projeto, intitulado "A saúde do Trabalhador e o sentido do Trabalho: A historicidade de quem fica à margem do mundo do trabalho" (CAAE – 01381618.7.0000.5482), foi aprovado conforme parecer de número: 3.050.160 / CAAE – 01381618.7.0000.5482 pelo comitê de ética em pesquisa com seres humanos da PUC-SP – Pontifícia Universidade Católica de São Paulo. O consentimento para a participação na pesquisa se deu por meio da assinatura do Termo de Consentimento Livre e Esclarecido (TCLE).

CAPÍTULO 2

DESCRIÇÃO DAS OFICINAS

Artigo IV
Fica decretado que o homem não precisará nunca mais
duvidar do homem.
Que o homem confiará no homem como a palmeira confia no vento,
como o vento confia no ar, como o ar confia no campo azul do céu.
Parágrafo único:
O homem confiará no homem como um menino confia em
outro menino.
("Estatuto do Homem", Thiago de Mello)

Amadeu Thiago de Mello foi um dos poetas e tradutores mais influentes e respeitados do país. Brasileiro, amazonense, natural do município de Barreirinha, nasceu em 30 de março de 1926 e faleceu em 14 de janeiro de 2022. Suas obras foram traduzidas para mais de 30 idiomas. O artigo IV do poema "Estatuto do Homem" destaca a confiança entre os homens, tão simbólico para uma obra que esboça a fala negada, representada nas "pastinhas" repletas de laudos, documentos e até mesmo medicação como alternativa de comprovação da sua fala.

O objetivo deste capítulo é descrever a sequência de como ocorreram as oficinas enquanto método e aplicabilidade. Sua análise ocorrerá nos capítulos seguintes, conforme foram organizados nos núcleos de significação entre os capítulos: 4 – Trabalhador Manauara; 5 – Sofrimento no e pelo Trabalho e capítulo; 6 – Afetos e Trabalho. A metodologia nesta obra envolve muitas etapas, conforme descrito no capítulo anterior.

Desse modo, para sua melhor orientação e compreensão, tanto a sua nomeação como a numeração estarão descritas conforme sua correspondência. São chamadas Figuras os registros do trabalho, que podem ser tanto colagens elaboradas em coconstrução pelo grupo quanto fotos realizadas pela pesquisadora durante as atividades. Já as ilustrações usadas durante as oficinas e escolhidas pelos participantes de acordo com o sentido por eles elaborado são chamadas Imagens em nosso sistema de organização. Recortes são aqueles que compuseram as colagens coconstruídas, mas que recebem destaque no desenvolvimento de nossa análise.

A importância da abordagem utilizada nas oficinas é potencializar técnicas capazes de desvelar a essência da realidade, como as dinâmicas de grupo, que para muitos participantes foram vistas como "brincadeira", porém potencializam a relação de confiança entre os pares, quebrando suas defesas, revelando que a fala de um é o espelho refletindo o desejo de fala do outro. É importante ressaltar que o tempo de inserção nesta pesquisa permitiu o olhar ampliado na construção das oficinas.

2.1 DESCRIÇÃO DA OFICINA 1 – SUBJETIVIDADE E TRABALHO

Esta oficina foi o primeiro encontro para a atividade com os motoristas. Eles estavam presentes e existia muita expectativa após o convite feito ao grupo dias antes. Nesse dia, ao observarem a sala, alguns apresentando uma "certa relutância", ficaram curiosos com os materiais expostos sobre a mesa, como cola, papel, cartolina e muitas revistas com diversos temas. O objetivo da atividade foi proporcionar a circulação da fala expondo suas vivências subjetivas em relação ao trabalho, mediante a questão norteadora: qual o sentido do trabalho?

O comando sugestionava que refletissem sobre o sentido do trabalho. Nesse processo, eles foram convidados a trabalhar com a arte, seguido da relação do espaço livre na construção do corpo humano, tendo disponíveis os materiais expostos. A primeira oficina ocorreu no horário da manhã, após a primeira reunião do grupo, no auditório do CEREST-AM. Inicialmente, os trabalhadores foram acolhidos e convidados a participar. As características principais do grupo foram mantidas: o tempo de duração e a participação livre a quem estivesse presente. A turma foi dividida em três grupos, com média de 4 a 5 participantes de escolha voluntária.

Figura 1 – Construção do corpo humano (visão geral)

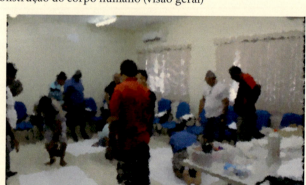

Fonte: a autora

A Figura 1 ilustra uma visão geral na construção do corpo humano. Aparecem nela 11 motoristas: um agachado, dois ajoelhados sobre a cartolina e nove envolta das três cartolinas sobre o chão, indicando cada grupo. Ao lado se vê a mesa encostada para garantir espaço, repleta de materiais utilizados para a execução da atividade.

A Figura 2 apresenta o resultado da produção do grupo. Na imagem aparecem dez pessoas, o que não é a totalidade dos participantes. No chão encontram-se as figuras da colagem dos corpos expostos. Na mesa estão os materiais e as caixas com revistas logo abaixo.

Figura 2 – Apresentação dos trabalhos

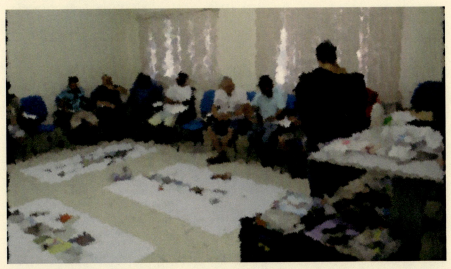

Fonte: a autora

Primeiro Grupo da Oficina 1 – a colagem (Figura 3) apresenta o corpo humano, nomeado "Sofrimento no Trabalho". Sua imagem é composta por duas cabeças com engrenagens uma de frente para a outra, logo abaixo, um rosto belo e sorridente, seguindo a coluna vertical com imagens e uma linha de produção, um hospital, o cristo redentor, seguido de uma marionete, um pulso fechado e o fantasma um corredor.

47

Figura 3 – Grupo 1: Sofrimento no Trabalho

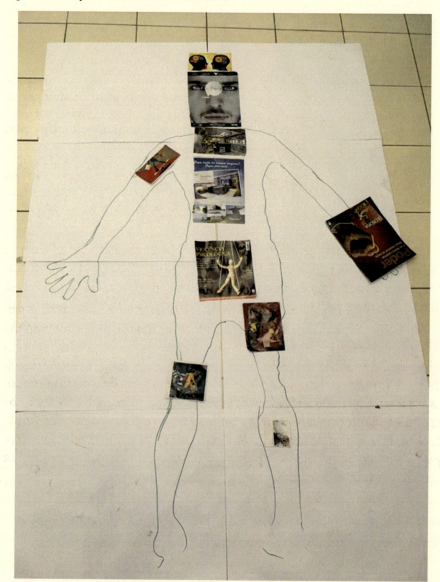

Fonte: coconstrução do grupo

Segundo Grupo da Oficina 1 – a colagem (Figura 4) foi nomeada como "Natureza" pelo grupo, sendo quase totalmente preenchida, com figuras com muito verde mata e floresta, exceto por um quadrado em branco no coração.

Figura 4 – Grupo 2: Natureza

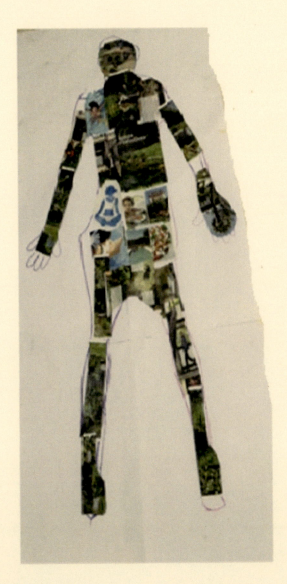

Fonte: coconstrução do grupo

Terceiro Grupo da Oficina 1 – a colagem (Figura 5) foi nomeada como "Família", apresenta imagens com famílias felizes, crianças, bebês, pessoas isoladas, caminhonetes, caminhão de carga pesada e política. O corpo não foi totalmente preenchido, mas as partes de afetação do corpo sim.

Figura 5 – Grupo 3: Família

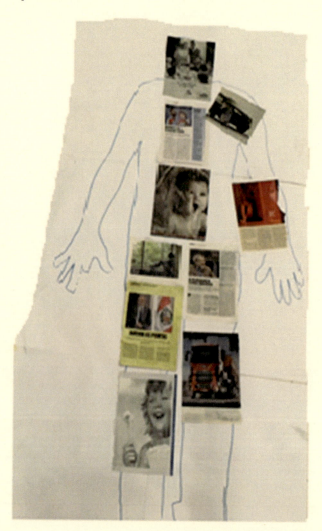

Fonte: coconstrução do grupo

2.2 DESCRIÇÃO DA OFICINA 2 – SOFRIMENTO E COOPERAÇÃO

Na segunda oficina, os motoristas foram convidados a participarem inicialmente de uma técnica de relaxamento, que iniciou em pé, circulando a sala, porém, devido à condição de saúde de alguns, mudou-se o movimento para que ficassem sentados, e então foi aplicada uma técnica de respiração.

Ela aconteceu 30 dias após a Oficina 01, o que permitiu que os participantes tivessem um tempo necessário de elaboração. O objetivo foi possibilitar uma reflexão mediante as vivências de sofrimento e sua atual condição de paciente. A proposta da atividade consistiu na adaptação da técnica da fotolinguagem, mediante imagens pré-selecionadas coletivamente pelo grupo de pesquisadores, conhecedores da realidade vivenciada nos atendimentos do CEREST-AM. Estas, por sua vez, foram expostas no chão, facilitando sua escolha pelos participantes. A questão norteadora foi: existe vida além do trabalho? O critério para escolha da figura consistia em eleger uma à qual fosse possível atribuir um sentido. Depois o participante compartilhava esse sentido com o grupo.

A Figura 6 ilustra a sessão de relaxamento antes da atividade. Nela aparecem 11 motoristas, com a cabeça encostada na parede, alguns vestindo bermuda, outros calça e camiseta, tênis e sandálias. O chão ainda não está com as figuras expostas.

Figura 6 – Oficina 2 – Momento de relaxamento antes da atividade

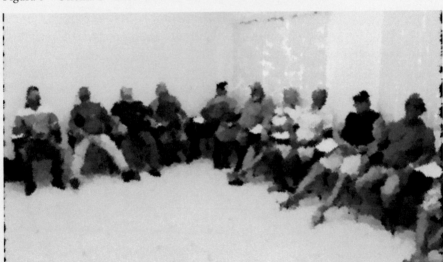

Fonte: a autora

A Figura 7 ilustra o momento pós-relaxamento e início da atividade com os participantes escolhendo suas figuras expostas sobre o chão. Na imagem aparecem 12 participantes, sendo um agachado escolhendo a figura e outro em pé indicando que está indo escolher. No chão estão expostas 15 figuras, das quais foram escolhidas 12.

Figura 7 – Oficina 2 – Escolha das figuras

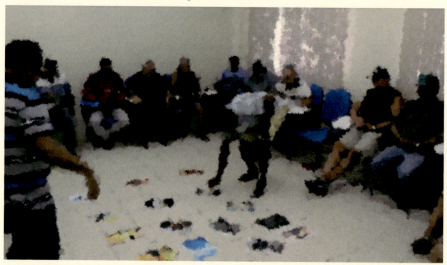

Fonte: a autora

A seguir, descrevemos a ordem de apresentação das imagens escolhidas e a numeração e nomeação dada a cada uma, com o objetivo de respeitar os sentidos e significados atribuídos a cada escolha feita pelos motoristas:

Imagem 1 – Iceberg (escolhida pelo motorista Raul)

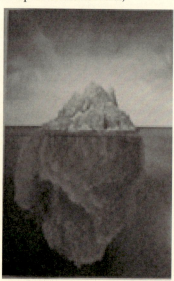

Fonte: coconstrução do grupo

Imagem 2 – Movimento dos trabalhadores da empresa CCD (escolhida pelo motorista Elói)

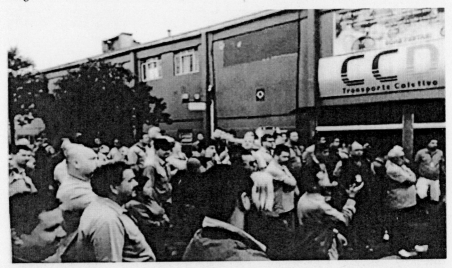

Fonte: coconstrução do grupo

Imagem 3 – Ônibus vermelho (escolhida pelo motorista Thierry)

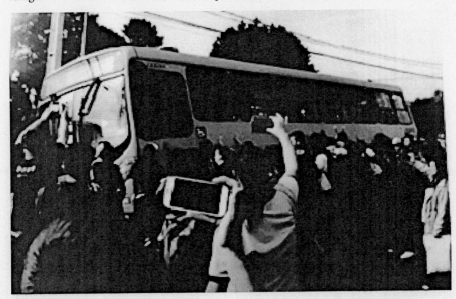

Fonte: coconstrução do grupo

Imagem 4 – Motorista estressado (escolhida pelo motorista Alyson)

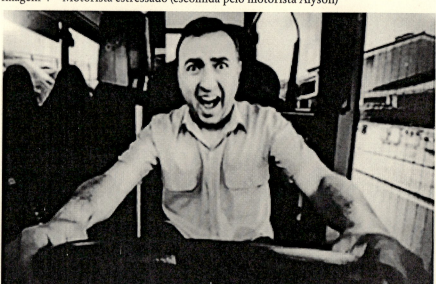

Fonte: coconstrução do grupo

Imagem 5 – Ilustração da Justiça (escolhida pelo motorista Marlon)

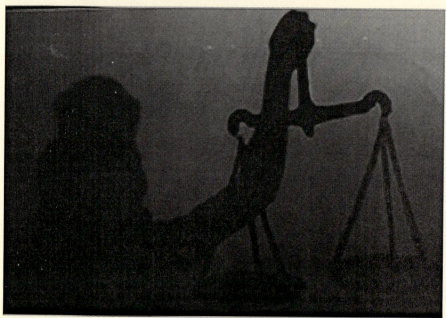

Fonte: coconstrução do grupo

Imagem 6 – Ilustração da liberdade acorrentada (escolhida pelo motorista Neymar)

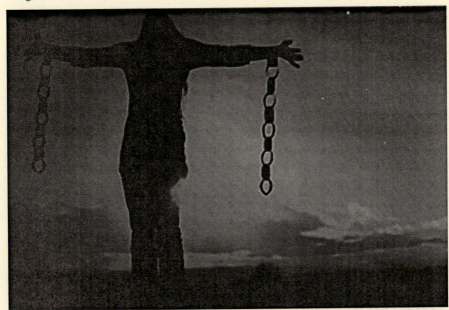

Fonte: coconstrução do grupo

Imagem 7 – Foto de um engarrafamento (escolhida pelo motorista Bernardo)

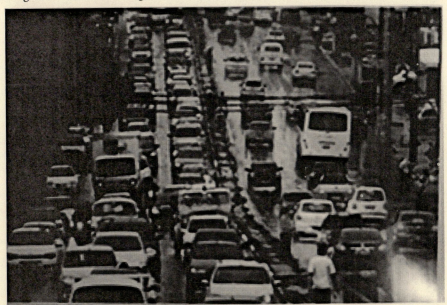

Fonte: coconstrução do grupo

Imagem 8 – Foto de um motorista também exercendo função de cobrador (escolhida pelo motorista Hector)

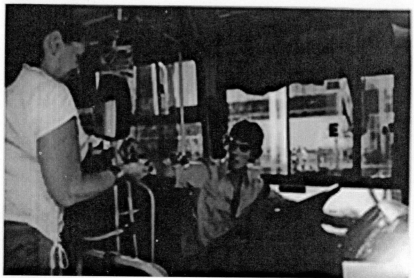

Fonte: coconstrução do grupo

Imagem 9 – Prisão da jaula (escolhida pelo motorista Carlos)

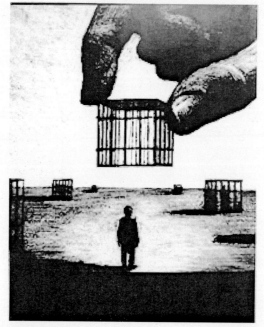

Fonte: coconstrução do grupo

Imagem 10 – Ilustração de um homem carregando pedra (escolhida pelo motorista Michel)

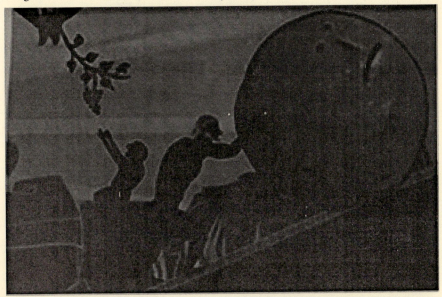

Fonte: coconstrução do grupo

Imagem 11 – Borboletas em liberdade (escolhida pelo motorista Roger)

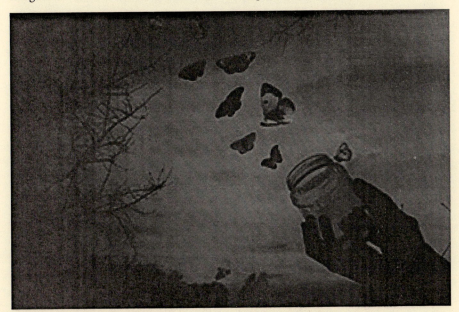

Fonte: coconstrução do grupo

Imagem 12 – Quebra-cabeça (escolhida pelo motorista Heitor)

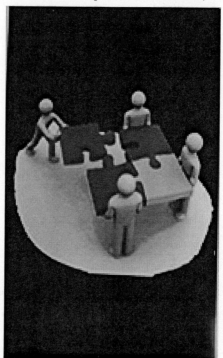

Fonte: coconstrução do grupo

2.3 DESCRIÇÃO DA OFICINA 3 – PRAZER E SENTIDO DO TRABALHO

A Oficina 3 ocorreu 30 dias após a Oficina 2. Como os participantes já tinham trabalhado com colagem em pequenos grupos e expressado seus sentidos por meio das imagens, aplicamos uma dinâmica como pré-atividade[10]. A Figura 8 mostra sete pessoas em pé organizadas em duplas, vestidas com calça jeans e camiseta polo. Na imagem, um está sendo vendado e seu parceiro deve conduzi-lo pela sala entre mesas e cadeiras como obstáculos. Essa dinâmica de grupo é chamada de "pata-cega". Nela são escolhidas duplas, em que um participante vai ser vendado por um tempo, sendo conduzido pelo outro. No segundo momento, pede-se que ocorra a troca: quem está cego passa a enxergar e quem está enxergando e conduzindo passa a ser o cego.

---

[10] Pré-atividade: atividade que antecede a atividade principal, pode ser uma dinâmica de grupo, como foi escolhida aqui.

Figura 8 – Oficina 3 – Preparação da dinâmica da pata-cega

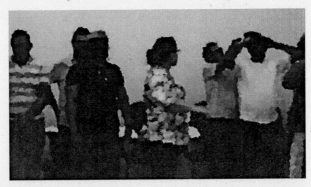

Fonte: a autora

Durante essa dinâmica sob a motivação de comando de "permitir-se vivenciar o novo", foram mobilizados os sentidos e o cuidado, principalmente a empatia, a capacidade de se colocar no lugar do outro. Nos relatos dos participantes foram destacadas as dificuldades em escutar o outro, seguido do desafio de fazer uma atividade que aparenta ser infantil, mas muito potente, refletindo no papel masculino dos trabalhadores, homens de nossa sociedade. A Figura 9 apresenta a dinâmica em execução. Nela aparecem oito pessoas, sendo quatro duplas com os participantes se conduzindo. Dentre elas, temos uma dupla na lateral seguindo para frente: o condutor está seguindo o colega pelo braço, conduzindo-o com todo cuidado. Outra dupla aparece logo atrás, com um participante segurando o colega pelo cotovelo. Na outra lateral, outras duplas aparecem seguindo os demais à frente.

Figura 9 – Execução da dinâmica da pata-cega

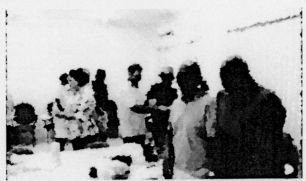

Fonte: a autora

Para os motoristas, esta foi uma vivência com novas experiências. Vivenciar a escuridão, exercitar a empatia, a capacidade de colocar-se no lugar do outro, controlar o que está acontecendo, sem eles perceberem que vivenciam as mesmas sensações em sua própria realidade, pois agora, como pacientes, eles precisam ser acolhidos, cuidados.

> *A gente era outra coisa que a gente não sabe!.* (Marlon).

> *É uma experiência que é nova pra mim, e outra coisa [...] Eu até me assusto um pouco, porque é uma escuridão só, né? E aí eu fico imaginando como é que uma pessoa sem visão às vezes a gente não valoriza, né? Quer dizer, não respeita as pessoas, que têm essa patologia.* (Hector).

> *A gente tem que pensar assim, que a gente tem que dividir uma metade daquilo que tá acontecendo. Ele vai conduzir, ele vai dizer assim: — Tem um buraco. Ele tem que comandar, né? É um negócio bem complicado!* (Oliver).

Passada a pré-atividade, segue a atividade, cujo objetivo buscou compreender e analisar as vivências subjetivas implicadas no prazer/sentido do trabalho. Nela foi aplicada a técnica da Soul Collage, de acordo com a qual cada participante deveria produzir uma arte própria, e não mais coletiva, criando por meio da arte da colagem uma representação simbólica de sua autoimagem. A questão norteadora foi: Hoje eu estou!

A Figura 10 ilustra a execução da atividade solicitada ao grupo, cuja orientação sustentava que eles trabalhassem individualmente, não em coletivo. Entretanto, a palavra "coletivo" lhes trouxe a memória do ônibus, já que regionalmente ele é chamado assim. Essa memória foi um potente disparador, mobilizador de muitos conteúdos. Observou-se que o grupo, apesar de unido, ainda encontra dificuldades de trabalhar enquanto conjunto.

Figura 10 – Oficina 3 – Grupo de atividade

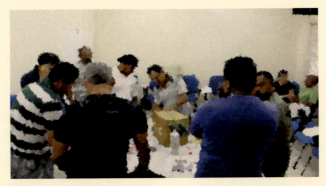

Fonte: a autora

A Figura 11 apresenta a construção dos trabalhos. A atividade solicitava que os participantes fizessem uma arte individualmente, no entanto, a palavra coletivo lhes trouxe a lembrança da sua atividade, que de fato era solitária: apenas o motorista, a direção e em alguns lugares sobrecarregado pela função de cobrador. Ao rememorarem as vivências, um pequeno grupo se reuniu e construíram um ônibus de papelão, revivendo o sofrimento no trabalho por meio da lembrança atemporal da atividade. Os outros trabalhos apresentam elementos como uma escada, a Bíblia e uma arma, seguidos da bandeira do Brasil, cobrindo a superfície do ônibus e colagens com muitas imagens de florestas e animais.

Figura 11 – Oficina 3 – Produção do grupo

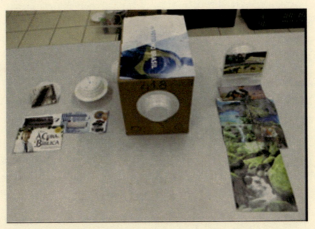

Fonte: coconstrução do grupo

2.4 DEVOLUTIVA

Esta devolutiva foi inspirada na técnica da autoconfrontação de Clot (2006). Nela foi permitida a filmagem durante a entrevista, possibilitando que posteriormente os entrevistados se vissem. No entanto, o seu enfoque é a melhoria contínua da atividade. No caso desta pesquisa, e considerando a realidade dos motoristas, a atividade é apenas uma lembrança atemporal da atividade do trabalho que exerciam, tendo no sofrimento uma categoria muito presente, refletindo sobre suas falas e na expectativa de atribuir sentido a esse sofrimento e a suas lembranças. Por isso, como ferramenta terapêutica, nos aproximamos do método de Clot (2006).

Tal abordagem possibilitou averiguarmos a potência de os participantes poderem assistir a suas próprias falas. A proposta da atividade consistia em permitir que motoristas assistissem as suas oficinas, seus depoimentos, sua produção. O vídeo foi editado com legendas, conforme a cronologia dos eventos, enfatizando o momento da discussão. A devolutiva foi tranquila, permitiu que todos participassem, inclusive os faltosos, aderindo assim à própria dinâmica do grupo de livre participação. O vídeo é uma ferramenta que potencializa a reflexão, pois mobiliza o autorreconhecimento. Ele é como um espelho em que cada participante pode se ver refletido.

Entre os objetivos da técnica de autoconfrontação está que o trabalhador melhore a sua própria atividade. No caso desta pesquisa, o vídeo os auxiliou a visualizar a sua dor. Entretanto, suas respostas foram subjetivas e distintas entre si. Para uns, ver a filmagem mobilizou a lembrança atemporal da atividade com a mesma potência da dor. Já para outros, sentidos diferentes foram apreendidos. Diante disso, abordaremos no capítulo dedicado aos afetos no trabalho a questão do autorreconhecimento da ação e de sua validação pela potência da clínica do trabalho em grupo.

A devolutiva filmada extingue o não dito e atua como "prova" da fala do participante, sem tirar a imparcialidade do pesquisador, pois é importante perceber e ter a sensibilidade de realizar a intervenção no momento exato. O vídeo todo teve 53 minutos e 10 segundos de duração. Quando questionados se preferiam fazer por partes, os participantes optaram por vê-lo por inteiro, e assim o fizeram. Como resultado, os motoristas ativos e falantes ficaram em silêncio, seus gestões expressos pelo toque no colega, o sorriso no rosto, seja ao se reconhecerem, como se reconhecerem pela fala do outro, esta foi, para alguns, um disparador por meio do qual reviveram o sofrimento. Seu Mário, que havia sido mobilizado na terceira oficina e chegou a se afastar um pouco, respirar, e depois retornar para terminar a tarefa, na devolutiva, ao se assistir exatamente naquele momento, sua própria fala não o mobilizou, mas lhe possibilitou refletir e argumentar.

A devolutiva para esse grupo foi como uma ferramenta clínica capaz de auxiliá-los em seu restabelecimento. Observa-se que quando a realizamos nas organizações existe o desejo de transformação social, pois ainda se tem a atividade. Nesse grupo, o sentido para os participantes é outro.

A Figura 12 ilustra os participantes se assistindo no vídeo. Na imagem aparecem nove participantes, com pastinhas na mesa, a mesa ao centro da sala, com retroprojetor e computador, permitindo a reprodução do vídeo.

Figura 12 – Grupo assistindo ao vídeo

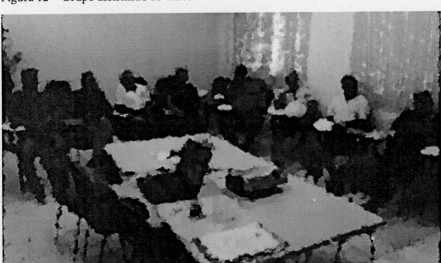

Fonte: a autora

A religião para grupo é expressa por meio das orações. Elas ocorrem em todos os encontros, sempre ao final, independentemente da religião. No entanto, ela é feita pelo "pastor", também motorista, escolhido pelo grupo. Ele as direcionava com palavras repletas de sentido e pedidos de proteção, segurança, sabedoria, amparo, força, compreendo Deus como sua fortaleza.

Oração Oficina 1:

> *Vamos orar! Soberano Deus nosso, nesse momento que nós estamos, nós te agradecemos por tudo que aqui foi falado, tudo que aprendemos. Senhor, muito obrigado por tudo, Senhor. Que o*

Senhor venha visitar cada lar, e aqui eu quero lhe entregar cada família representada que o Senhor possa tá livrando de todo mal, que o Senhor possa nos levar em paz, em segurança. Que o Senhor venha pra direcionar nossos pensamentos e afazeres, dando sabedoria para sobreviver. Em nome de Jesus Cristo, te agradecemos. Amém! (Marlon).

Oração Oficina 2:

Vamos orar! Soberano e eterno senhor, nesse momento meu Deus aqui nós estamos porque dependemos unicamente de ti, sabemos das nossas forças. Traz nosso socorro, traz nossas julgadoras, o senhor que aqui meu Deus nós aprendemos algo novo senhor. Que o senhor possa colocar em atividade a cada dia. Nós viemos aqui porque precisamos, pai, acolher a todo dia algo novo. Senhor, venho aqui para te apresentar também senhor a cada lar representado, a família, um lugar de segurança, senhor. E peço sabedoria a cada um de nós, em nome de Jesus. Amém! [palmas]. (Marlon).

Oração Oficina 3:

Soberano eterno senhor, neste momento em Deus aqui nós estamos porque precisamos e dependemos unicamente de ti. Sabemos que tu és nossa força, nossa fortaleza, o nosso socorro, a quem nós podemos recorrer, porque tu és maravilhoso. Senhor, muito obrigado por tudo que aqui nós atendemos e por tudo que aqui foi falado. E agora nos conduz, senhor, em segurança. Coloca tua mão santa e poderosa sobre nós e aqui neste momento eu quero te apresentar a cada lar representado. A cada família, a cada pessoa. Que o senhor possa, meu Deus, estar sempre por perto, [inaudível]. Em nome de Jesus Cristo, aqui agradecemos. Amém! (Marlon).

Oração Devolutiva:

Soberano e eterno senhor meu Deus, nós queremos te agradecer por tudo que aqui nos foi proporcionado, senhor. Então, muito obrigado, e que o senhor possa levar esse prato, senhor. Vai jogando por terra toda e qualquer, meu Deus, que quero te pedir pra preservar cada lar, cada pessoa da família, jogar por terra tudo aquilo em nome de jesus cristo, desfazendo e neutralizando toda a força contrária, em nome de Jesus. Amém! (Marlon).

A Figura 13 ilustra um momento de oração. Na imagem aparecem 13 pessoas em pé de mãos dadas, com cabeça baixa em sinal de respeito ao sagrado.

Figura 13 – Momento de oração durante a Oficina 2

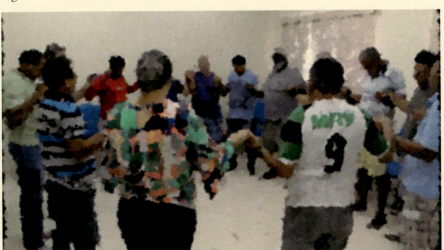

Fonte: a autora

> Por Deus compreendo um ente absolutamente infinito, isto é, uma substância que consiste de infinitos atributos, cada um dos quais exprime uma essência eterna e infinita. Explicação: Digo absolutamente infinito e não infinito em seu gênero, pois podemos negar infinitos atributos àquilo que é infinito apenas em seu gênero, mas pertence à essência do que é absolutamente infinito tudo aquilo que exprime uma essência e não envolve qualquer negação. (SPINOZA, 2020, p. 13).

Deus, para Spinoza (2020), é a causa de tudo e, como uma substância única, nada pode existir fora, tampouco ser reconhecido como nada além da substância única e ilimitada. Para ele, a religião é uma servidão e está no reino das paixões, ela representa um movimento que mantém o sujeito preso às suas ideias inadequadas, impedindo-o de refletir criticamente. Contudo, ao analisarmos as falas de oração dos motoristas, elas estão envoltas de um desejo de proteção e amparo, revelando que a religião também é uma importante estratégia de defesa e, como a própria funcionalidade da estratégia de defesa, conforme nos apresenta Dejours (2012a), ela é protetora. Apesar disso, o problema está quando ela perde a sua funcionalidade, no caso de quando a fé é abalada. Mas o real desejo do ser humano é preservar a existência, o que inclui a crença em Deus, seja ela por meio de qualquer religião com a qual se identifique.

Ao fim das oficinas, sempre perguntamos qual a percepção da atividade para os participantes. Segundo Furtado (2009), o pensamento como expressão dessas funções e dos sentidos está articulado com a consciência e, por meio dela, com o campo de significados (sociais), assim como a consciência está conectada com o pensamento e sua produção de sentido.

> *Eu estou me sentindo muito bem, inclusive melhor agora, porque a gente descarrega, né? As coisas hoje em dia... Eu tenho tanta coisa dentro da minha cabeça, assim, que às vezes não dá pra conversar. Só aqui na reunião e às vezes a gente tem outros que querem... Mas assim, reunido, todo mundo relaxado, tá entendendo? Com a ajuda de vocês aí, sei lá, fiquei muito à vontade. Tô muito bem. Vou sair daqui leve. (Thierry).*

> *É, eu me sinto feliz pelo CEREST nos ter acolhido esses tempos todos, mas eu vou falar de momento. Também me sinto feliz em tá participando com a senhora e todos aqui de uma nova empreitada. Pra mim é um princípio de conhecimento, porque eu nunca tinha feito. Acabamos de fazer agora há pouco essa reflexão que a senhora nos ensinou e eu me senti vazio, mais leve. Creio eu que vou continuar fazendo pra mim... Tira um pouco esse peso do coração, que a gente anda um pouco cansado, e pra mim é um novo conhecimento, é uma nova realidade que daqui pra frente nós vamos seguir. (Neymar).*

O objetivo deste capítulo foi descrever a funcionalidade e a aplicabilidade das oficinas. Sua análise e seus resultados estão organizados entre os núcleos de significação descritos nos capítulos: 4 – Trabalhador Manauara; 5 – Sofrimento no e pelo Trabalho; 6 – Afetos e trabalho.

CAPÍTULO 3

CLÍNICA DO TRABALHO SÓCIO-HISTÓRICA

Todos os dias quando acordo
Não tenho mais o tempo que passou
Mas tenho muito tempo
Temos todo o tempo do mundo

Todos os dias antes de dormir
Lembro e esqueço como foi o dia
Sempre em frente
Não temos tempo a perder

Nosso suor sagrado
É bem mais belo que esse sangue amargo
E tão sério

E selvagem, selvagem

Veja o sol dessa manhã tão cinza
A tempestade que chega é da cor dos teus olhos castanhos

Então me abraça forte
Me diz mais uma vez que já estamos
Distantes de tudo

Temos nosso próprio tempo

Não tenho medo do escuro
Mas deixe as luzes
Acesas agora

O que foi escondido
É o que se escondeu
E o que foi prometido
Ninguém prometeu
Nem foi tempo perdido

Somos tão jovens!
("Tempo perdido", composição de Renato Russo)

Tempo perdido foi composto por Renato Russo em 1986. A canção remete à passagem inevitável do tempo, e sua letra nos rememora tanto o tempo de duração da clínica, o que não tem prazo, como o próprio sofrimento dos trabalhadores, que ao acordarem todos os dias mal percebem que o tempo já passou. Trabalham ininterruptamente. As lembranças são revividas em suas mentes ao se deitarem, tentando esquecer para continuar seguindo em frente, negando que o suor sagrado do seu trabalho também é amargo, belo e selvagem. Porém, ao se deparem com seu adoecimento, os trabalhadores percebem a manhã cinza, como uma tempestade, precisando de abrigo, acolhida e amparo.

A clínica do trabalho que segue os pressupostos teóricos da psicologia sócio-histórica nasce com a perspectiva de construir espaços de atuação frente aos desafios desvelados pelo real em nossas práticas. Dentre seus objetivos está a construção do conhecimento clínico a partir da realidade e das complexidades que envolvem o mundo do trabalho, bem como seus impactos frente às dimensões subjetivas da realidade. Partindo dessa compreensão, Lhuilier descreve:

> Aqui surge a questão do status do conhecimento clínico e suas vias de acesso. O processo de produção do conhecimento parte dos dados da realidade mais concreta, observável, ao simbólico, às representações e aos significados. Há necessariamente um trabalho de análise de dados, mas isso não é fato apenas do pesquisador. Seja o sistema de entrevista individual ou coletiva, de grupos de análise de práticas ou de observação participante, trata-se, sim, de dar às pessoas encontradas a oportunidade de uma verbalização que se transforma em narrativa e dá forma à experiência vivida [...]. A história torna-se material de análise para lançar luz sobre dimensões não percebidas, elementos ocultos, novos significados. A análise é realizada em um quadro que promove a produção de compreensão do significado de atitudes e comportamentos. (LHUILIER, 2011, p. 62-63).

Iniciaremos a construção desta clínica rememorando a própria historicidade da pesquisadora, que ainda em sua graduação participou pelo período de três anos do estágio extracurricular em Psicologia Social, atendendo grupos de jovens em situação de vulnerabilidade social, isso entre os anos de 2002 e 2004. A clínica do social é rica, potente, sem amarras, envolta por espaços nem sempre tão "ortodoxos" de sua prática, como atender em um campo de futebol, uma capela, uma sala de escola, com ou sem ar-condicionado, cadeiras, um banco ou até as arquibancadas do campo de futebol. Os espaços refletem a dura realidade das condições sociais às quais os jovens ali estavam submetidos. Na ocasião, atendia-se aos grupos de jovens nos diversos bairros da cidade de Manaus, independentemente de sua periculosidade. Lá já se exercitava a escuta clínica e a prática da dinâmica grupal.

Com a chegada do mestrado em Psicologia pela UFAM, na cidade de Manaus, e sua vinculação com o laboratório LAPSIC, iniciam-se os estudos com a base teórica da psicodinâmica do trabalho, seguidos do exercício prático na clínica do trabalho, amparado pelo coletivo de pesquisadores. Estes, também integrantes do laboratório, participam e analisam conjuntamente todo o processo da pesquisa, desde a escolha das estratégias a serem utilizadas, partindo da análise da demanda até o tratamento dos resultados encontrados na pesquisa. O coletivo que compõe o laboratório se revelou uma potência tanto na acolhida aos novatos como em suas adaptações ao método da clínica do trabalho, necessárias para a realização da prática, exatamente para dar respostas e encontrar caminhos.

O coletivo de pesquisadores é uma parte integrante na análise da clínica, composto por estudantes e profissionais liberais, favorecendo a amplitude do olhar do pesquisador. Essa diversidade é importante no processo. A participação do grupo pode ser voluntária ou vinculada pelos programas de graduação e pós-graduação. Desse modo, alguns se identificam e seu engajamento é maior. Nesse espaço é importante que o ambiente de trabalho seja colaborativo e aberto, na expectativa de permitir e possibilitar o debate livre e rico na construção do conhecimento.

Os caminhos desvelados por essa experiência prática revelaram inquietações representadas pelo real da pesquisa, conduzindo a pesquisadora ao doutorado, já em 2017, acolhendo um novo aporte teórico que se apresenta, acrescido da rica experiência no doutorado sanduíche no laboratório do CNAM, em Paris, ambos contribuindo e ilustrando o caminho de respostas aos questionamentos que a prática e o objeto de pesquisa apresentavam.

A clínica do trabalho sócio-histórica é o resultado desses questionamentos frente à realidade. Ela se inicia pela análise da demanda, que segundo Moraes e Martinelli (2012) é a aparência a ser dissolvida representando o pedido de ajuda em forma de solicitação ao pesquisador. Portanto, é necessário compreendê-la. Nesse processo, é importante observar se é uma solicitação direta ou indireta dos trabalhadores, representada por um encaminhamento, seja do RH ou do médico do trabalho. A demanda pode ser também do sindicato, de um órgão do governo, como CEREST. O importante é a notificação e o pedido. Quando ele vem direto de uma empresa, o

RH utiliza a análise de dados proveniente dos indicativos de absenteísmo, afastamento, ou os relatos da chefia no trabalho. Quando ele vem direto do trabalhador, o que pode ser via CEREST, sindicato ou ONGs, faz-se a clínica individual ou a investigação na instituição. Para a sócio-histórica, o objetivo da demanda é compreender a categoria totalidade.

A solicitação da demanda é extremamente importante, pois o início da pesquisa parte dela. Para Carreteiro e Barros (2014), que seguem o referencial teórico da psicossociologia, a demanda pode ser explícita, quando a solicitação é um pedido direto dos trabalhadores, o que favorece seu engajamento durante a pesquisa, ou ela pode ser implícita, quando não traz uma explicação, porém o problema está lá e precisa ser investigado, implicando uma observação mais sensível e uma percepção dos fatores apresentados e não revelados. Para implicação do pesquisador é necessária uma empatia, uma observação cautelosa, com um envolvimento próximo, refletindo sobre o real a sua frente.

Ainda sobre essas reflexões, Mendes (2011) rememora que a demanda vem da ergonomia, que ela é social, e sua análise revela a definição do problema a partir de uma negociação com os envolvidos. De fato, é nesse momento que o vínculo de confiança é estabelecido entre o pesquisador e os participantes. As estratégias utilizadas são diversas, e vão desde a observação participante até entrevistas e anamnese, para o que sugerimos o preenchimento da ficha social do CEREST, como o modelo de anamnese, que consiste no resumo de atendimento ambulatorial em saúde do trabalhador, elaborada pelo ministério da saúde. Seguimos, ainda, a aplicação de instrumentos, dentre eles o ITRA – Inventário de riscos psicossociais do trabalho (MENDES, 2007) – e o PROART – Protocolo de avaliação dos riscos psicossociais no trabalho (FACAS, 2021).

Esses instrumentos são fundamentais para a construção dos espaços necessários à mediação utilizada na intervenção. Observamos a mediação como um aporte para a escuta, pois para o clínico, além de estar totalmente concentrado aos sinais apresentados, sejam nos gestos, nas palavras ou até no silêncio, é fundamental o desvelar da fala, compreender o não dito, quebrar as barreiras subjetivas construídas pelo sujeito. Durante a clínica do trabalho com motoristas, havia um deles que pertencia ao grupo de motoristas. Ele solicitou atendimento e foi encaminhado ao atendimento individual e para a clínica do trabalho. Lá a sua fala era sempre envolta de sua angústia pelo cuidado com a filha, que tinha mais de 20 anos e ele a vigiava por não aceitar seu namoro. Durante algumas sessões, o estagiário que acompanhava a clínica argumentou: *"Ele é realmente caso para a clínica do trabalho? A fala dele remete a família!"*. Foi então que chegamos ao consenso de continuar observando, até que durante uma sessão a pesquisadora teve o *insight* de fazer uma dinâmica solicitando que eles escrevessem a sua dor no papel e depois a jogassem no cesto de lixo. Todos menos esse trabalhador o fez. O motivo era que ele não tinha mais nada. Ele já não era mais o motorista, o provedor da casa. Era agora apenas o doente afastado do trabalho, e só lhe restava ser o pai protetor de sua família.

A clínica deve se aproximar da realidade do sujeito, de forma dialética, na busca de compreender a fala não apenas pelas palavras ditas, mas compreendendo seu pensamento e apreendendo o sentido de seu significado. "O significado é, sem dúvida, parte integrante da palavra, mas é simultaneamente ao ato do pensamento, é um e outro ao mesmo tempo, porque é a unidade do pensamento e da linguagem" (AGUIAR, 2002, p. 159).

A escuta clínica tem o papel de desvelar os sentidos e significados, e por isso ela exige uma habilidade a ser desenvolvida pelo clínico. Para Mendes e Araújo (2011, p. 47), "o processo da fala e da escuta implica condições que vão além do dizer-ouvir". Entretanto, o pensar não está dissociado do ouvir. Para compreender é preciso ir a fundo, ir além da aparência, entender o não dito, criar espaços de confiança. Este é um dos desafios da sócio-histórica: a "construção de espaços" onde os sujeitos sejam capazes de superar seus obstáculos e se realize a potência da clínica do trabalho.

Quando refletimos sobre a clínica do trabalho e a construção de seus espaços é necessário compreender as condições que tanto a organização de trabalho como o ambiente de trabalho irão apresentar. Em outras palavras, trata-se de como será possível a sua realização. Em Moura (2013), quando fizemos a clínica do trabalho com os trabalhadores do TJ-AM, o público eram os servidores das varas especiais, e como as varas são localizadas em algumas regiões da cidade de Manaus, concentramos a clínica do trabalho em uma sala disponibilizada pelo TJ-AM, para onde os trabalhadores se deslocavam. Em 2015, quando a pesquisadora fez as oficinas com as enfermeiras, inicialmente foi designado uma sala dentro do hospital. No entanto, a atividade dentro do centro cirúrgico era bastante urgente e complexa, com protocolos rigorosos de biossegurança, o que dificultava a participação. Foi diante dessa realidade que passamos a fazer dentro do centro cirúrgico, na sala de preparo, e os trabalhadores cooperaram assumindo o trabalho uns dos outros de modo a possibilitar sua participação.

A construção desses espaços remete aos desafios de atuação da(o) psicóloga(o) do trabalho, seja ela(e) atuante na política nacional de saúde do trabalhador e da trabalhadora ou como psicóloga(o) organizacional. Trata-se de duas vertentes que andam separadas, porém se deparam com a mesma questão: como cuidar e prevenir os fatores de riscos psicossociais.

Inicialmente, vamos refletir sobre os desafios, seja dentro das organizações ou fora delas. Dentro é bem mais difícil, mas não impossível. Existem várias pesquisas comprovando a sua potência, e em nossas práticas no laboratório observamos que, quando temos alguém dentro da gestão que conhece a clínica do trabalho e confiando na veracidade da pesquisa, é mais fácil sua viabilidade. Como descrito na dissertação de mestrado de Freitas (2016), já no serviço público sua viabilidade é bem maior, e isso devido à estabilidade no trabalho que o serviço público oferece. Assim, o trabalhador não fica preso às amarras da demissão, o que já não ocorre no setor privado, em que o trabalhador é demitido logo que apresenta sinais de problemas. A clínica fora das organizações pode ser proveniente dos espaços fora do ambiente de trabalho, locais onde os trabalhadores possam se encontrar, como o CEREST, as ONGs, os sindicatos, as instituições de ensino que trabalhem com a tríade de ensino-pesquisa-extensão, como ocorreu com a clínica na dissertação de mestrado de Silva (2018). Ali eram professoras doutoras, também afastadas, e sua demanda veio por via CEREST, com espaço cedido pelo sindicato dos professores na cidade de Manaus.

O objetivo da clínica sócio-histórica do trabalho é abranger a aparência em busca da essência por meio da dialética, revelando a mediação como possibilidade de transformação social na contemporaneidade. "Na perspectiva sociointeracionista, Vigotski confirma a mediação entre o universo objetivo e o subjetivo" (ZANOLLA, 2012, p. 6).

Para Vigotski (1999), o conceito de mediação se integra à perspectiva dialética proveniente do conceito da zona de desenvolvimento proximal. Entretanto, "trata-se, então, de revelar como a universalidade do gênero humano se expressa e se concretiza na singularidade do indivíduo" (PASQUALINI; MARTINS, 2015, p. 366).

> Nesse processo de aproximações sucessivas à singularidade concreta, a mediação do particular se faz fundamental porque torna possível captar o "material oculto" das determinações presentes no singular. Em outras palavras, a particularidade remete às determinações da singularidade [...] Para compreender tal processo de determinação, pre-

> cisamos recorrer à relação entre particular e universal. A particularidade especifica a universalidade. (PASQUALINI; MARTINS, 2015, p. 367).

Aprofundando sobre esse fazer clínico de forma dialética, durante o desenvolvimento desta clínica, partimos da totalidade que foram os dados encontrados na clínica do trabalho conforme os pressupostos teóricos da psicodinâmica. As particularidades observadas como demanda e o desabafo em suas falas de sofrimento revelaram a lembrança atemporal da atividade. A partir disso foi possível construir a intervenção a partir das oficinas, do levantamento de dados e da observação participante.

A escolha de como vai ser aplicada a intervenção deve de ser livre, porém deve partir da análise da demanda, seguido de sua aceitação pelos participantes. Como sugestão, pode-se fazer as oficinas, clínica individual ou de grupo, entrevistas individuais ou de grupo e rodas de conversa. O importante são os registros, como fotografias, gravação em áudio e filmagem. Esta se revelou uma importante ferramenta. Para a Sócio-histórica, a intervenção deve responder aos objetivos da categoria mediação, compreendendo a sua totalidade de maneira singular – particular e universal.

O tempo de duração da clínica também depende da análise da demanda, e pode-se iniciar com uma proposta de tempo e ir analisando conforme o desenrolar da clínica, sempre discutindo com o seu grupo de pesquisa. O grupo de pesquisa é sempre paralelo à pesquisa, articulando e analisando a todo o processo.

O espaço da clínica pode ser dentro ou fora das organizações, e é importante construir ambientes de atuação, encontrar os locais em que os trabalhadores possam ser acolhidos. O CEREST-AM é um desses espaços, junto com sua parceria com a universidade.

É importante que a participação do trabalhador seja voluntária e que seu vínculo com o pesquisador seja constituído já na análise da demanda. Esse vínculo definimos como a relação de confiança entre as partes.

A devolutiva dada aos participantes consideramos uma etapa importante, pois mostra como foi o olhar do pesquisador sobre a coleta de pesquisa, permitindo que o participante se posicione sobre o experienciado, reforçando assim a pesquisa-ação participante, podendo ser realizada em um encontro posterior, já que precisa de tempo para ser organizada, por meio de um texto escrito, seguido de sua leitura aos participantes, ou por meio de filmagem, como foi feito nesta pesquisa.

Nas estratégias de análise optamos pelo núcleo de significação descrito na metodologia, pois ele permite que o pesquisador observe a totalidade dos dados, analisando o todo que se revelou durante a intervenção. É importante ter o cuidado de não realizar "uma escuta viciada"[11], não observando que o sofrimento do trabalhador pode estar relacionado com a organização do trabalho. Resumimos as etapas do trabalho no quadro a seguir:

Quadro 2 – Etapas da clínica do trabalho sócio-histórica

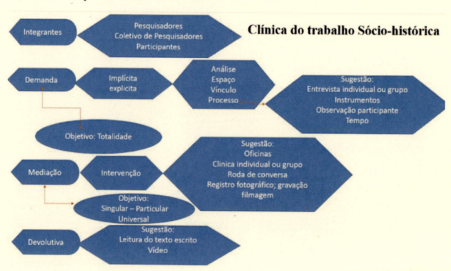

Fonte: a autora

O Capítulo 4 concentra-se em apresentar a historicidade do grupo seguido de suas análises frente aos resultados encontrados durante a clínica do trabalho realizada entre os anos de 2005 e 2007, compreendendo esse sujeito como ser integrado à realidade e incorporado ao sistema neoliberal e suas amaras expressas pela dimensão subjetiva da realidade.

---

[11] Com "a escuta viciada" nos referimos à dificuldade dos profissionais da saúde em compreender as causas do sofrimento ocasionadas pelo trabalho. Essa é de fato uma questão que deve ser discutida e adentrar os espaços, inclusive desde a formação acadêmica.

CAPÍTULO 4

O TRABALHADOR MANAUARA

Porto de lenha
Tu nunca serás Liverpool
Com uma cara sardenta
E olhos azuis

Um quarto de flauta
Do alto rio negro
Pra cada sambista paraquedista
Que sonha o sucesso
Sucesso sulista
Em cada navio
Em cada cruzeiro
Em cada cruzeiro
Das quadrilhas de turistas.
(Aldízio Filgueiras e Torrinho)

Porto de lenha é considerada um hino manauara criado na década de 70, com composição de Aldízio Filgueiras e José Evangelista Torres Filho, mais conhecido como Torrinho. A letra foi inspirada no poema "baladas, canções, festivalsinhas do stress", e seu significado representa uma crítica poética que revela a identidade cultural do povo Amazonense. Os trechos "sambistas paraquedistas" e "cada cruzeiro das quadrilhas de turistas" enfatizam o início da zona franca de Manaus, também conhecida como PIM – Polo Industrial de Manaus. Sua implantação transformou um simples comércio de quinquilharias vindas de todo mundo no principal centro financeiro da região Norte. O trecho "tu nunca serás Liverpool" se refere ao período áureo da borracha e sua decadência. Por sua exuberância e fortuna, Manaus ficou conhecida como a Paris dos trópicos. Na expectativa de compreender a dimensão subjetiva que envolve os trabalhadores enquanto grupo, desde o sofrimento aos afetos, iniciaremos por sua história, desvelando os dados encontrados na clínica do trabalho de base teórica da psicodinâmica do trabalho realizada entre os anos de 2015 e 2017.

4.1 A CLÍNICA DO TRABALHO

A clínica do trabalho partiu da escuta e da fala. O real se revelava nas lembranças daquela atividade e do sofrimento em torno dela. O trabalho ocorreu entre os anos de 2015 e 2017, e dele participaram em média 12 participantes por encontro. Inicialmente, o previsto eram apenas 12 sessões, entretanto, fez-se necessário compreender as limitações dessa clínica, seguindo os pressupostos teóricos da psicodinâmica do trabalho e suas adaptações. Nesse meio tempo, em virtude dos relatos com alucinações auditivas e ideologia suicida, o tempo de duração foi sendo estendido para um ano e meio.

A história do grupo de motoristas de ônibus urbano na cidade de Manaus se inicia ainda no antigo Hospital Psiquiátrico Eduardo Ribeiro, onde os trabalhadores foram acolhidos pela Psicologia, que iniciou seus atendimentos de longa duração. Porém, com a reforma psiquiátrica, o grupo foi realocado e articulado junto ao CEREST-AM.

O atendimento no CEREST-AM exige antecipadamente o preenchimento de ficha social para que os interessados sejam acompanhados pela equipe multiprofissional. Entretanto, no caso do grupo que participa da pesquisa-ação desta obra, foi garantido um espaço e autonomia para a atuação da pesquisadora. Seus encontros foram quinzenais e a portas fechadas, porém supervisionados, com atendimentos paralelos como suporte ao grupo. Esta foi uma estratégia fundamental que possibilitou a consolidação de sua autonomia.

A supervisão se dá pela parceria entre o CEREST com o LAPSIC, proporcionando aos participantes a escuta clínica do trabalho, seja ela em grupo, com a clínica psicodinâmica do trabalho, seja com a escuta clínica individual do trabalhador. É importante ressaltar que a atividade não é restrita ao grupo. A organização de trabalho do CEREST segue sua prescrição, compreendendo o sujeito enquanto evento sentinela[12] e concedendo escuta às demandas que lhes são presentes. Seus resultados foram apresentados em uma dissertação de mestrado por Silva (2016).

---

[12] A Sentinela CEREST é uma rede de monitoramento da situação de saúde e discute a necessidade de aperfeiçoar a coleta de informação. Para a saúde mental em Manaus, todas as unidades básicas de saúde são parte da rede sentinela, quando aparece algum caso de saúde mental, ele tem que ser ouvido e notificado conforme o caso. No CEREST-AM, ao identificarem um caso de adoecimento pelo trabalho, feito pela escuta do trabalho, é realizada uma investigação no local de trabalho, pois esse trabalhador é um sinalizador. A compreensão de que os agravos ou acidentes de trabalho poderiam ser eventos de notificação compulsória; e as discussões sobre a temática no cotidiano de trabalho levava a investigação, ou seja, um caso de adoecimento notificado e nos casos dos motoristas mais um e caso para nós já identificávamos com a necessidade de ir ao local de trabalho (TEIXEIRA *et al.*, 2003).

Os dados da ficha social foram utilizados para o levantamento de dados socioeconômicos dos motoristas entre os anos 2015 e 2017. A clínica do trabalho se iniciou em 2015, com uma parcela do grupo de motoristas atendidos paralelamente pela equipe multiprofissional, partindo então de uma solicitação do CEREST ao LAPSIC, iniciando com os encontros semanais e independentes. Neles, compareciam uma média de oito a dez motoristas, com duração de uma hora.

A análise desta clínica revela características interessantes, iniciando pelo tempo de trabalho, que não se restringe a uma única empresa da cidade de Manaus, pois eles trabalharam em várias empresas de transporte urbano, conforme observamos no Gráfico 1, que apresenta uma maior incidência entre 11 e 20 anos, sendo a média entre 06 e 10; 21 e 25; 1 e 5 anos. A menor incidência está entre 31 e 35:

Gráfico 1 – Tempo de serviço

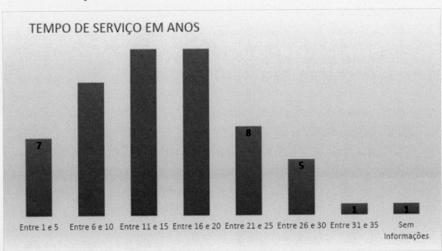

Fonte: Amazonas/Susam/CEREST-AM

Os dados do Gráfico 2 apresentam as implicações do tempo de serviço na mesma atividade (motorista de ônibus) e sua interface com o adoecimento. Essa atividade se reflete na organização do trabalho, que, para Dejours (1992), são as formas de divisão da atividade, o conteúdo da tarefa, sua hierarquia e suas relações socioprofissionais, bem como as modalidades de comando e relações de poder envoltas nas responsabilidades a serem correspondidas.

Gráfico 2 – Relação entre tempo de serviço e adoecimento

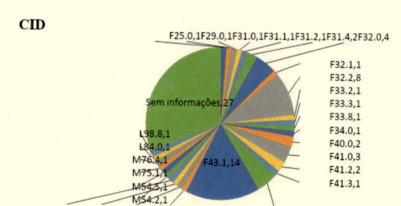

Fonte: Amazonas/Susam/CEREST-AM

O Gráfico 2 indica que a maior incidência no F43.1 com 21,88% estresse pós-traumático, logo com 12,50% temos F32.2, episódio depressivo grave sem sintoma psicótico; F32.0 com 9,38%, episódio depressivo leve; F41.3 outros transtornos ansiosos com 4,69%; com 7,82% F41.0 transtorno de pânico; com 1,56% uma série de transtornos, como L98.8 – Afecções específicas da pele; M76.4 – Bursite tibial colateral; M54.5 – Dor lombar baixa; M53.1 – Síndrome cervicobraquial; M50.0 – Transtorno do disco cervical mielopatia; F34.0 – Ciclotimia, transtornos de humor; F33.3 – Transtorno depressivo recorrente; F32.2 – Transtorno afetivo bipolar com sintomas psicóticos; F31.0 – Transtorno afetivo bipolar episódio atual hipomaníaco; F25.0 – Transtorno esquizoafetivo do tipo maníaco.

O estresse pós-traumático é proveniente da violência sofrida nos assaltos durante os anos de serviço. Grande maioria sofreu uma média de mais de 10 assaltos. Entretanto, o real do trabalho revela uma estrutura perversa: conforme os assaltos aconteciam, os trabalhadores tinham que custear o prejuízo – as perdas sofridas pelas empresas nos assaltos – de seu próprio salário. Isso ocorria por meio do adiantamento de salário, um tipo de empréstimo que equivale a 30% do salário, permitido em lei. No entanto, com o passar dos anos e as autuações do ministério do trabalho, atualmente não ocorrem mais. Outro ponto é que além de comparecer na delegacia, eles tinham que retornar à garagem entregando o veículo, e o retorno para casa se dava muitas horas depois, de carona no ônibus com os colegas ou, dependendo do horário, esperando o amanhecer do dia. As agressões físicas sofridas foram negligenciadas. Observou-se os sentimentos ali implicados, reprimidos. Ao sujeito, para retornar forte ao trabalho, não lhe era permitido sofrer, principalmente revelar sua fraqueza aos pares. Ao apresentar o atestado médico ao RH, eram vistos como "enrolões, mentirosos", sempre com os olhares duvidosos e até mesmo brincadeiras perversas que revelam o assédio sobre a realidade de sua fala.

> [...] eu descobri que tava doente quando o meu colega falou pra eu procurar ajuda, mas eu disse que não, e as vozes o tempo todo diziam pra mim, doutora... "anda, joga esse carro no poste! Bate! Bate!". Eu provoquei um acidente. Foi quando eu fui afastado. (Adam).

> Oh, o penúltimo, penúltimo, que deu 20 dias, a senhora falou que tava bom pra trabalhar, tava..., aí outro não, a outra quando eu fui, ela acatou o laudo, mas é, fazer o quê... Não pode fazer nada, tem que ficar calado e, você vai agredir? Fazer o quê? Mas as vezes a vontade é, porque você tá lá e não quer se aborrecer, tão nem aí! A verdade é essa: trata você como se você fosse um pedaço de lixo, lixo! Eu só tive um emprego, trabalhei 22 anos nessa empresa, a empresa não tá nem aí, tá nem aí, joga você pra lá e... (João).

> É, quando você sofre fica assim ó... Eu fui assaltado, fui assaltado e o cara esfregou a arma na minha cara, fez o que quis e o que não quis. Eu não conseguia nem levantar da cadeira, eu me mijei. Desde lá foi tudo..., então eu nem ando de ônibus. (Mário).

As ações perversas e assediadoras principalmente dos pares, seus colegas de trabalho, revelaram uma necessidade de comprovação de sua fala. Por esse motivo, eles sempre andam com suas pastinhas repletas de exames, laudos e até mesmo medicação. A negação da realidade é uma estratégia defensiva adotada pelos pares na expectativa de lidar com o medo da possibilidade de serem os próximos a adoecerem, conforme nos descreve Vasconcelos:

> Diante do sofrimento os trabalhadores têm desenvolvido estratégias defensivas individuais e coletivas, em especial a racionalização, a negação do sofrimento e a resignação. Essas estratégias dificultam a luta contra as pressões da organização e, consequentemente a transformação da realidade de trabalho. Implicam, em adaptação e portanto, atendem mais aos interesses organizacionais que os trabalhadores. (VASCONCELOS, 2011, p. 159).

As estratégias defensivas são uma categoria importante para a psicodinâmica do Trabalho. Segundo Dejours (1998, 2011, 2012b), ela é proveniente da categoria sofrimento do trabalho e sua função é proteger a estrutura psíquica do sujeito. Sua funcionalidade segue um ciclo de estabilidade na qual o sujeito consegue lidar. Entretanto, ao se deparar com uma situação com a qual essa "estabilidade" seja fragilizada, sua estrutura muda, conduzindo o sujeito ao adoecimento. Em casos mais graves, temos o suicídio. Em outros, o trabalhador se encontra diante de uma difícil realidade social, sem trabalho, sem saúde, sem família.

Na expectativa de compreender esse sofrimento e sua potência de ação, faz-se necessário descrever a influência da OT[13] na saúde do trabalhador. Sua jornada de trabalho era organizada por turnos de 8 horas diárias. Caso necessário, fazia-se hora extra, o que era quase sempre. O espaço de trabalho era o ônibus, e na época o motor ficava na frente, próximo ao motorista. Durante sua jornada do dia, ele esquentava e nas altas temperaturas da região Norte o ambiente de trabalho se tornava muito desgastante, física e psiquicamente. Muitos relatam como "estarrecedor".

É importante ressaltar também a relação com a chefia e os fiscais de linha, sempre prontos na cobrança pelo cumprimento dos horários e marcações de ponto no trajeto, independentemente da realidade do trânsito caótico de Manaus, uma cidade sem metrô e alternativas de transporte coletivo. Foram atividades realizadas por anos, conforme descrito no Gráfico 1, em diversas empresas de ônibus, e a grande maioria trabalhou em mais de uma empresa, porém executando a mesma atividade, motorista de ônibus.

Segundo Dejours (2008; 2012a), o sujeito acometido pelo sofrimento ocasionado pela OT tende inicialmente a direcionar sua energia para as estratégias de defesa, o que funciona por um tempo. Mas quando essas defesas falham, o sujeito adoece e pode morrer, ou ele se fortalece por meio do coletivo, evento que ele denomina de mobilização subjetiva. No entanto, esse sofrimento também é social. O trabalhador sente, seus familiares sentem e a relação de causa e efeito é sistêmica. No final, quando esse trabalhador é demitido, o que lhe sobra? Qual a família que neste sistema capitalista, neoliberal, dá conta de manter a casa e ainda sua própria sanidade mental para compreender essa diversidade de fenômenos?

> *Doutora, esses remédios é remédio para corno. O caboco toma e dorme o dia todo, não vê mais nada, a mulher faz o que quer e tu não fica sabendo de nada!* (Oliver).

---

[13] OT – Organização de trabalho é a divisão do trabalho, o conteúdo da tarefa, o sistema hierárquico, as modalidades de comando, as relações de poder, abordando o aspecto organizacional (DEJOURS, 2012).

A minha família me abandonou. Ela não aguentou minha pior fase. Levou meus filhos com ela. Hoje moro com a família do meu irmão. (Wallace).

Outro dia, eu já estava perdendo a paciência com tanta demora. Apesar do ar-condicionado, mesmo assim você fica. Eu já queria passar com o carro pela calçada, pra gente ir embora pra casa. Eu não quero mais ficar aqui, não. Também já estava deixando a mulher meio que estressada e ela dizia: — Te acalma, não tem pra onde a gente ir. Se a gente for pra cá ou se for pra lá a gente vai bater o carro, então vamos devagar, que a gente chega lá. Aí meu filho me abraçou por trás e disse: — Calma aí, velhão, calma aí! Vamos devagar! Graças a Deus... Depois fluiu e pronto. Passou tão rápido... Porque eu estava meio aflito. Desde cedo que era eu chamando ela para casa. "Bora embora! Bora, embora!", e ela dizia: "Calma, rapaz. Tu já vai!". A vontade de chegar em casa era muito grande. Não conseguia dormir direito. Não era pelo local, mas porque sentia falta da minha cama. Eu virava pra um lado, pro outro, deitava na rede... (Mário).

Porque eu tô tentando me aproximar da minha ex-mulher e de vez em quando ela vai lá em casa também. Já melhorou um pouco, já, porque ela estava. Estou falando que preciso do apoio dela e ela está me apoiando esses últimos dias. Pra mim foi bom essa semana, que ela esteve lá comigo. Fico, eu me sinto muito só, porque meus filhos também trabalham, só chegam de noite. Só tem um cachorrinho que também me acompanha em casa, é meu companheiro. Estamos separados há quatro meses, porque no começo não estava aceitando, eu não estava preparado pra isso aí. Agora não, agora estou mais tranquilo. Agora já está mais tranquilo. Conversamos muito. Ela e eu se apoia. Eu tenho uns colegas que vão lá conversar comigo. (Pedro).

A negação do sofrimento pelos colegas é dolorosa, mas é também uma estratégia defensiva utilizada. Conforme descreve Dejours (2008, 2012b), o problema consiste nessa quebra de defesas. Ao se perceber adoecido psiquicamente e sem discernir a fantasia da realidade, um verdadeiro pesadelo começa. Fica em xeque a sua liberdade, pois agora o trabalhador é dependente de medicação, incapaz de tomar as próprias decisões, tem de repetir o relato à chefia, ao perito do INSS, ao juiz, advogado, e até mesmo ao perito judicial, quando solicitado pelo juiz, devido ao processo jurídico com a empresa. Junto a isso, perceber a desconfiança das pessoas, em não acreditar na sua fala. Esse sentimento os fazia caminhar sempre com sua pasta cheia de documentos e medicação, comprovando seus laudos e receitas necessárias tanto na perícia do INSS como a sua própria fala.

> *Viu, doutora, aí a mulher lá do INSS lá, doutora: — E o que é que o senhor sente? Eu digo — Eu não sinto nada, que eu passo dia dormindo. Vou sentir o quê deitado? Dormindo com os olhos fechados... É medicamento de... de... de meia em meia hora. Ela olha assim pra mim: — Até o dia 30 de novembro, ficar no medicamento.* (João).

> *Era isso que ia falar. Quando tu vai no INSS, é uma humilhação. Você não pode...* (Jean).

> *Essa história que tu me falou aí do INSS, que vocês tão falando, volta tudo de novo. Eu já volto a lembrar, porque a humilhação que eu passei...* (Alexandre).

Segundo a OMS, saúde é o completo bem-estar físico, mental e social, muito além da ausência de doenças. A historicidade desse grupo mostra a potência da escuta clínica do trabalho, seguido de sua compreensão na complexa correlação entre o adoecimento do trabalhador e seu nexo causal com trabalho. Diante dessa perspectiva, é fundamental compreender o processo de saúde/doença pelo olhar da realidade, analisando de forma dialética entre pensamento e linguagem e sua aprendizagem psicossocial. Para esses trabalhadores, sua identidade e sua liberdade foram as mais abaladas pela dinâmica do sofrimento.

Dentre os abalos observados nos encontros da clínica, encontramos a potência dos papéis sociais na identidade dos trabalhadores, e sua dificuldade de desapego. Em um dos encontros, eles foram convidados a participar de uma dinâmica de grupo onde foi solicitado que escrevessem em um pedaço de papel o que lhes era mais doloroso. Logo em seguida, foi pego o cesto de lixo e colocado no centro da sala, convidando-os a falarem o motivo, em seguida, poderiam jogar fora. Todos o fizeram, mas até que Raul relatou que não conseguiria, pois ele era o pai, ele não poderia deixar de cuidar da filha. Esse cuidado consistia em ele não permitir que a filha de 20 anos namorasse, e se o rapaz lá aparecesse em sua casa, ele o mataria. Durante seu relato, logo percebemos a potência de seus afetos, envoltos por seus papéis sociais, que lhe mantinham de pé, restava-lhe apenas ser o pai protetor.

Esse homem socialmente forte é limitado ao papel social de ser homem, não lhe permitindo ter limites em sua masculinidade. Ao adoecerem, os motoristas perdem seus papéis sociais e sua identidade. Como toda doença com sequelas, necessitam de readaptação à sua nova realidade. Durante os encontros, essa dificuldade ficava evidente e persistente. O sentido do sofrimento poderia já estar amenizado pelo tempo, mas ainda era o norteador de suas falas, entre elas: *"por que fizeram aquilo comigo!"* (Saymon), *"porque me bateram, tanto!"* (Luis).

O trabalho é centro da vida, e por terem trabalhado muitos anos, os motoristas conhecem com profundidade o sistema de trabalho. O tempo na atividade é um fator importante para se refletir criticamente sobre as implicações da organização do trabalho. Sendo assim, nossa reflexão parte da descrição que Dejours (2008; 2011; 2012b) faz da própria OT, definindo-a como o trabalho a ser realizado e que sua caracterização deve estar explicitada na descrição de cargos. No entanto, o real revela que isso não é suficiente. Essa lacuna entre o prescrito e o real o autor denomina como o real do trabalho. Contudo, o tempo é também contribuinte do aprimoramento do saber fazer da atividade, chamado de inteligência prática. De maneira específica, no caso dos motoristas, ele se inicia com sua identificação pessoal de ser motorista, de dominar o carro. Para isso, ele deve saber dirigir e ter habilitação de categoria D, o que remete à habilitação profissional, e não apenas à categoria de usuário. Para tê-la, é necessário passar por um processo longo e dispendioso, custeado pelo trabalhador junto aos órgãos reguladores.

Ao assumir o papel de trabalhador, o motorista se depara com o real do trabalho. Nele, o espaço urbano é seu ambiente de trabalho, e os perigos ali envoltos, como os assaltos e seus desdobramentos, também fazem parte de sua realidade, na qual as empresas se empoderam na expectativa de amenizar suas responsabilidades. Sendo assim, ampliando e analisando de forma crítica, observamos que o trabalhador não é capaz de lidar com a realidade, pois os desdobramentos dos assaltos trazem inquietações sobre o não conhecimento do todo. É o estranhamento de Marx (2021, p. 96):

> [...] quanto mais o trabalhador se desgasta trabalhando (*ausarbeitet*), tanto mais poderoso se torna o mundo objetivo, alheio (*fremd*) que ele cria diante de si, tanto mais pobre se torna ele mesmo, seu mundo interior, [e] tanto menos [o trabalhador] pertence a si próprio.

O estranhamento é uma forte categoria de análise, pois elucida que o trabalhador vende a sua força de trabalho e conhece apenas uma parte desse produto, ou seja, não há uma identificação com o objeto produzido. Esse objeto é estranho a ele. O mesmo acontece quando a sua fala não é reconhecida pelos pares, ou, ao adentrar o RH com o atestado e passar a ser visto como fraco, quando ele passa a frequentar o INSS e os consultórios médicos, principalmente de psiquiatras. Sem falar do medo e da angústia devido ao trauma proveniente da violência empregada, lidando com as perdas sociais devido ao afastamento do trabalho. Conforme nos descrevem Furtado e Svartman,

> O trabalhador é transformado em objeto de consumo (sua força de trabalho) e, ao mesmo tempo, é consumidor daquilo que se produz. Aqui reside alienação ou o estranhamento. Aqui podemos estabelecer a relação entre a concepção de alienação expressada até o momento, a forma de estranhamento e a noção de subjetividade social. (FURTADO; SVARTMAN, 2009, p. 98).

Os resultados encontrados destacam os conflitos existentes na relação com os pares, dentre eles, a tradicional família brasileira, com suas juras de amor e casamento eterno. Nessa realidade de provação, nem todas permaneceram junto aos pacientes. Segundo eles, no período mais tenebroso da doença, não suportando os devaneios, os delírios persecutórios, o medo, quando muitos não conseguiam sequer sair do quarto, alguns foram abandonados, ficando sozinhos, sob os cuidados dos amigos motoristas, ou irmãos. No entanto, as famílias que permaneceram cuidaram com afeto e benevolência. Temos relatos de pacientes que não conseguiam ouvir o vento do ventilador, entrar no seu próprio carro, ver seus filhos brincarem. A falta de paciência é um indicativo. A medicação para uns fora denominada como "remédio para corno!" (Aron), pois lhe possibilitava apenas dormir, uma sonolência sem fim.

> O estranhamento do trabalhador em seu objeto se expressa, pelas leis nacional-econômicas, em que quanto mais o trabalhador produz, menos tem para consumir; que quanto mais valores cria, mais sem-valor e indigno ele se torna; quanto mais bem formado o seu produto, tanto mais deformado ele fica; quanto mais civilizado seu objeto, mais bárbaro o trabalhador; que quanto mais poderoso o trabalho, mais impotente o trabalhador se torna; quanto mais rico de espírito o trabalho, mais pobre de espírito e servo da natureza se torna o trabalhador. (MARX, 2021, p. 97).

Com o decorrer do tempo, o trabalho da equipe multiprofissional do CEREST, incluindo atividades como a clínica do trabalho, seguido de sua acolhida no grupo de motoristas, permitiu que esses pudessem apresentar sua melhora e conceder esperança aos seus outros colegas de grupo. Pequenos passos, grandes vitórias, como conseguir passar na frente do trabalho, mesmo sentindo a angústia, ou conseguir entrar no seu próprio carro, ligar a chave. E assim, nosso olhar curioso de pesquisador nos conduziu a observar o grupo, sua história e o fenômeno que os une enquanto coletivo há mais de dez anos.

Ao ouvir os relatos, podemos observar que a perda da autonomia é norteadora de sofrimento, seguida pela perda de identidade, não se reconhecendo mais como o provedor da casa, ouvindo repetidamente as vozes e perdendo aos poucos sua sanidade. Esse sentido perdido, proveniente do sofrimento, já que são assediados toda vez que precisam voltar para o INSS ou apenas apresentar o laudo de afastamento novamente à empresa.

> *Eu tava caminhando eu e minha esposa, tava tudo bem, o dia ótimo, até que eu encontrei um colega do trabalho e ele veio falar comigo. O olhar dele já dizia tudo, mas ele falou: — Você ainda está assim, não volta a trabalhar mais não? Minha esposa percebeu e logo veio comigo e me tirou dali. No outro dia eu não queria caminhar mais.* (Wallace).

> *A minha mulher é uma guerreira. Me acompanha, me leva para caminhar, entende que eu não consigo... Lá no perito foi demais lembrar... Aí ela veio, pegou no ombro e disse — Tá tudo bem.* (Denis).

Agora eles passaram de trabalhadores a pacientes, vitimizados e excluídos pelo sistema. Faz-se necessário um novo olhar da realidade, e nesta foi preciso aprender a conviver com a sua nova condição, aceitar a ser assessorado na visita aos médicos, incluindo as visitas ao psiquiatra, ou ao INSS. Sawaia (1987) descreve em sua obra que o trabalho é a atividade central para garantir a sobrevivência de si e da família. Entretanto, esse grupo de motoristas perdeu essa potência. Eles não têm mais saúde física e psíquica, e como o trabalho é o ponto central da atividade, e indissolúvel da categoria consciência, encontra-se uma dolorosa luta em sua recuperação e uma realidade a ser estudada.

Atentando a essa realidade e na busca dessa essência, esta obra estuda o coletivo de motoristas, que de forma autônoma se encontra quinzenalmente, mesmo após a pandemia, no CEREST-AM. Ao iniciar a pesquisa, ficou clara a necessidade de adaptações, já que era um grupo ao qual sua atividade de trabalho era uma lembrança e o real agora era o de dor e sofrimento relacionado ao trabalho. Uma frase dita por Socorro Nina[14] em uma de nossas

---

[14] Socorro Nina é psicóloga do CEREST e professora da UEA – Universidade Estadual do Amazonas. Esta foi uma frase não publicada, mas dita em estudos de casos no CEREST – LAPSIC.

supervisões os descreve bem: *"A história de um é a história de todos! A dor de um, é a dor de todos, mas a mobilização apenas alguns conseguem!"*.

Partindo da categoria historicidade para se compreender o fenômeno e chegar a sua essência, ampliando o olhar clínico, na metodologia da psicodinâmica do trabalho, mesmo com as adaptações ao método, grande maioria fizera parte da primeira clínica e o grupo era homogêneo, mas distinto pela temporalidade e pelo estado de saúde mental de cada um. A psicossociologia foi ótima para apresentar uma estratégia de metodologia a ser aplicada. No entanto, a atividade é uma lembrança, e não existe o espaço de trabalho real para fazer a intervenção. A observação na fala e no comportamento dos motoristas, a dor, o sofrimento e o assédio que vinham dos colegas de trabalho, levaram-nos a realizar adaptações ao método.

> *É... Nossa história, né? Nós vivemos essa vida inteira aí trabalhando em ônibus. A gente tem tanta coisa pra dizer e a gente acaba não dizendo nada, né? Que a gente traz tanta coisa aqui dentro que a gente não sabe expressar. Né? Muitas das vezes a gente não sabe expressar, né? Mas eu gostaria muito... Eu gostaria muito de poder falar um monte de coisa. Que fosse de comum acordo aí com os colegas, né? Mas fico um tapado nessa hora. Eu não sei, me dá um bloqueio. (Mário).*

A categoria historicidade abrange bem mais do que apenas um contador de histórias, mas incorpora estratégias que auxiliam na compreensão do fenômeno subjetivo do trabalho. É investigar para além da aparência em busca da essência, desvelando suas contradições. A dimensão histórica abarca sobre as soluções encontradas, seja pelo conjunto dos seres humanos, as soluções dadas por toda a humanidade ou por um segmento importante dela (FURTADO, 2011).

> Como devem viver as pessoas dentro das possibilidades históricas determinadas. Vejam que, ao mesmo tempo, se trata da elaboração de uma nova ética e da apropriação de uma determinada consciência de si e, além disso, da apropriação da sua consciência social – de ser social. (FURTADO, 2011, p. 66).

A elaboração de uma nova ética nos conduz a ponderações mediante a realidade dos motoristas, a qual só pode ser compreendida em sua história. Furtado (2011) argumenta que é apenas diante da constituição de repertórios, do conhecimento concreto da atividade, que será garantida sua condição ontológica e teológica. Ou seja, o ser humano precisa se reconhecer e compreender-se, projetando seu futuro.

> *Eu em particular procuro ocupar minha mente no que eu posso fazer. Tirar aquela imagem negativa que ainda persiste aqui dentro, mas eu tiro ela e coloco uma nova imagem... É procurando fazer daqui pra frente algo que não seja igual àquilo que eu já fiz, por exemplo. É eu saio daqui e vou curtir a minha vida lá no meu sítio, lá no meio do mato, lá do outro lado do rio. Lá eu vou pegar meu peixe, meu pedaço de chão, pra mim capinar todo dia se for preciso, lá eu tenho uma, duas, três galinhas. Tenho uma criação lá de animais domésticos e daí viver a vida que eu preciso viver daqui pra frente e com a graça de Deus. Esse é o caminho que nós vamos tomar, e creio que todos nós, de forma geral. (Filipe).*

A fala do motorista Filipe representa a dimensão subjetiva da realidade dos motoristas. Após adoecidos e afetados pelo sofrimento do trabalho, uma das estratégias utilizadas para lidar com essa realidade é refugiar-se em seu sítio. A dimensão subjetiva da realidade pode ser analisada a partir de muitas expressões e formas de vida e pensamento de um conjunto social. Deve ser sempre compreendida como uma construção de natureza subjetiva que compõe e caracteriza os fenômenos sociais (BOCK, FURTADO; TEIXEIRA, 2018).

> *Então as famílias que trabalham, as famílias amazonenses, elas sofrem por conta dessa corrupção aí que tá havendo, tá entendo? Mas a minha vontade era levar todo mundo, se eu pudesse, pra mim seria bom... E o meu sentimento fica assim, porque interrompido, né? A minha trajetória por essa patologia, que a gente tá aqui... por esse motivo, então... Relaxar mais, e não é, tá em mim, tá dentro da minha cabeça, entendeu? Entendeu como é que é? E tudo o que eu tenho hoje assim a partir de quando eu trabalhei. Minha casa, carro, todas essas coisas que eu consegui na minha vida, foi trabalhando no ônibus, com transporte, tá entendendo? Então eu tenho muita assim... sei lá, gratidão. Os colegas, a relação que eu tive, tá entendendo? E hoje eu tô aqui, tentando, né? Melhorar a minha maneira de viver e as pessoas que estão lá e que são donas desses ônibus aqui tão nem aí. (Thierry).*

A fala do motorista Bruno contribui com a compreensão da dimensão subjetiva da realidade na relação com a justiça do trabalho, seja com os advogados da empresa ou com os que os defendem, solidários à dura realidade de seu trabalho:

> *Doutora, um dia eu coloquei a caramelo na justiça, aí chegou lá o advogado todo engravatado, e ela olhou pra ele e disse: — Patrão comigo não ganha uma. O senhor sabe por que, doutor? Passei 60 dias com meu carro na garagem e eu andando de ônibus, e fique na*

porta da garagem pra ficar olhando, e saber como é que o motorista de ônibus é tratado quando ele chega na empresa, então vocês não levam nada aqui. (Bruno).

Observando a fala do motorista Bruno, seria possível que esse advogado compreendesse o sofrimento dos motoristas? Ele compreendeu apenas por ter ficado sem carro, e observou a atividade dos motoristas? A base material agrega subjetividade, a partir da ação do sujeito sobre ela, e aí que se encontra a historicidade. Por isso, não é possível falar da realidade sem considerar o sujeito que a constitui e ao mesmo tempo é constituído por ela (GONÇALVES; BOCK, 2007).

> É também uma economia da dívida onde o indivíduo é suposto ser o empresário responsável pelo "seu" capital e culpado da sua má gestão, e cujo paradigma é o "desempregado". A dívida é assim definida como um "motor económico e subjetivo da economia contemporânea" antecedido pelo "tempo não cronológico, o futuro de cada um e o futuro da sociedade". ao fazê-lo, "neutraliza o tempo [...] como criação de novas possibilidades, ou seja, a matéria-prima de qualquer mudança política, social ou estética". O sentido do trabalho deixou de depender de uma expectativa de vida fora do trabalho, esperança de qual obra era a promessa no paradigma tayloriano. Tornou-se o de um controle de subjetividade. (HAMRAOUI, 2021a, p. 14).

O sofrimento no trabalho dos motoristas é uma categoria analítica forte e potente, que está diretamente ligada com a organização do trabalho. São preocupantes as afetações ocasionadas pelo sofrimento e seu uso contínuo, seja com pressão psicológica, assédio ou o excesso de burocracias, vivenciadas muitas vezes no INSS e pelas organizações. A partir da dialética subjetividade-objetividade, pode-se falar em dimensão subjetiva da realidade, na medida em que se entende que a subjetividade é individual, mas constituída historicamente (GONÇALVES; BOCK, 2007).

> Para resistir, são necessárias composições, laços, vínculos criados nos gestos pequenos e maiores que possibilitem a coletivização, a produção do comum, inevitavelmente transitório. É necessário abrir frestas nos muros dos dogmatismos, passagens, tornar visíveis outros horizontes, espaços mais amplos de vida. (FERREIRA, 2021, p. 18).

Ponderando a realidade que se manifesta e os pacientes que procuram atendimentos em nossos consultórios e laboratórios de pesquisas, trabalhadores em sofrimento psíquico, solicitando ajuda, na esperança de conseguirem enfrentar sua realidade, é necessário compreender a dimensão subjetiva do sujeito em questão e sua realidade inserida no sistema neoliberal.

> O sujeito neoliberal não é mais exatamente aquele homem situável nos sistemas administrativos de classificação, distribuível em categorias de acordo com critérios qualitativos, repartível nas células das tabelas exaustivas da burocracia industrial pública e privada. O antigo "homem da organização" era guiado pelo cálculo que fazia de seus interesses de acordo com um plano de carreira relativamente previsível, em função de seu status, de seus diplomas e de seu lugar numa grade de qualificações. O antigo sistema de julgamento burocrático baseava-se na probabilidade estatística de um elo entre a posição do indivíduo na classificação e sua eficácia pessoal. Tudo isso muda quando se deixa de querer prejulgar a eficácia do sujeito por títulos, diplomas, status, experiência acumulada, ou seja, a posição que ele ocupa numa classificação, porque passa-se a confiar na avaliação mais fina e regular de suas competências postas efetivamente em prática a todo instante. O sujeito não vale mais pelas qualidades estatutárias que lhe foram reconhecidas durante sua trajetória escolar e profissional, mas pelo valor de uso diretamente mensurável de sua força de trabalho. Vemos, então, que o modelo humano da empresa de si mesmo é requerido nesse modo de poder que deseja impor um regime de sanção homólogo ao mercado. (DARDOT; LAVAL, 2016, p. 344).

Esse sujeito neoliberal é o trabalhador nos dias de hoje! Enredado por uma realidade exploratória que se molda conforme os avanços da própria história, definindo os caminhos do trabalho, entretanto, para estudá-los faz se necessário compreender esse sujeito social, ampliar nossos olhares e técnicas intersubjetivas, diligenciando assim a produção de sentidos.

> O sujeito social leva-nos para uma perspectiva clínica e para as dinâmicas da intersubjetividade... as unidades sociais são significantes para os membros quando estes podem reconhecer-se numa prática comum, fazerem-se ouvir, partilhar uma história. Cada membro enquanto sujeito participa na elaboração de um sentido e de uma identidade de coletivos que, em retorno, alimentam a sua singularidade. Podemos falar de sujeito social quando se constitui assim uma unidade de significantes. (ARDOINO; BARUS-MICHEL, 2005, p. 208).

A este sujeito social e sua unidade de significantes, seja o motorista, o empresário, o profissional liberal, ao qual compartilham a realidade do trabalho, aplicamos os nossos desafios enquanto psicólogas(os), seja das organizações como do trabalho é compreender, pesquisar e criar espaços de resistência.

> Uma saída toma forma do lado da vida quando o trabalho é, neste caso, o que possibilita criar um fora dentro da própria relação de produção. Essa criação permite que a obra se supere em um movimento extravagante no próprio coração da normalidade. Situa-nos fora dos hábitos em que, no entanto, subscrevemos. Ele se eleva acima da situação confiando em elementos materiais disponibilizados e fragmentos de pensamento liberados. A atividade de trabalho se realiza, assim, dando um passo à margem em relação à história da produção e transformando o espaço ocupado pelo operador em um lugar habitado pelo trabalhador. Produz uma variação significativa nesta história onde o trabalhador não se opõe como elemento superior aos elementos técnicos que lhe são exteriores, mas articula-se intimamente com eles, tal movimento e das coisas e dos homens deixa, consequentemente, pouco espaço pela predominância do sujeito do domínio, qualquer que seja sua figura. (HAMRAOUI, 2015, p. 113-114).

A citação de Hamraoui (2015) disserta sobre a perspectiva de uma saída, diante dos impasses da organização do trabalho, reflete sobre a vida e esse sujeito ao qual pertence essa vida, uma analogia ao reconhecimento desse sujeito neoliberal, diante de sua realidade desafiadora e perigosa, desvelada e mascarada nas estatísticas da epidemiologia. Compreendendo que esse desvelamento é carregado pela história e seus avanços, incluindo as próprias diretrizes e estratégias aplicadas na saúde do trabalhador, entendendo a complexidade e diversidade que envolvem a categoria trabalhado. É fundamental continuar ampliando e investindo nas pesquisas juntamente com os diálogos produzidos por ela. As pesquisas passam a ser então uma potência diligente que ajuda a enxergar o trabalho não mais como apenas a atividade a ser realizada com sofrimento e honra, mas também com prazer, ampliando assim a compreensão de suas afetações implicadas na dimensão subjetivas da realidade, passando a enxergar esse sujeito como ser de domínio, amparado e compreendido entre seus sentidos e significados.

CAPÍTULO 5

SOFRIMENTO NO E PELO TRABALHO

Sem trabalho eu não sou nada
Não tenho dignidade
Não sinto o meu valor
Não tenho identidade

Mas o que eu tenho
É só um emprego
E um salário miserável
Eu tenho o meu ofício
Que me cansa de verdade

Tem gente que não tem nada
E outros que tem mais do que precisam
Tem gente que não quer saber de trabalhar

Mas quando chega o fim do dia
Eu só penso em descansar
E voltar pra casa pros teus braços

Quem sabe esquecer um pouco
De todo o meu cansaço
Nossa vida não é boa
E nem podemos reclamar

Sei que existe injustiça
Eu sei o que acontece
Tenho medo da polícia
Eu sei o que acontece

Se você não segue as ordens
Se você não obedece
E não suporta o sofrimento
Está destinado a miséria

Mas isso eu não aceito
Eu sei o que acontece
(Renato Russo, "Música de Trabalho")

A "música de trabalho", escrita por Renato Russo, lançada no álbum Tempestade, em setembro de 1996, retrata a despedida de Renato, que faleceu aos 36 anos, um mês após o lançamento do CD. Nesse meio tempo, o interessante é que mesmo fragilizado pelo tratamento como portador de HIV, ele continuou trabalhando. Observamos que havia uma relação de conforto e prazer com a sua atividade. Era por meio dela que suas obras expressavam de forma crítica a sociedade, a cultura, o movimento político. Renato era um cantor conhecido por ser excêntrico. No entanto, escreveu a letra de "música de trabalho", que retrata os sentimentos de ser trabalhador, do sentido atribuído por ele, o seu valor, a sua identidade, a crítica em torno do emprego, do salário miserável, da desigualdade social, do aconchego da família. Os motoristas relatam esses mesmos sentimentos: o apego, a dor, a dignidade, o valor, a identidade, a servidão e os sentidos e significados atribuídos ao seu trabalho.

Neste capítulo, concentramos os resultados da categoria sofrimento no trabalho, uma característica recorrente e atemporal, em decorrência da potência do sofrimento, envolta pela violência psicológica vivenciada no trabalho, a que se somem o adoecimento e o assédio moral, seguidos dos processos de perícia, seja pelo INSS ou judiciário nos processos da justiça do trabalho. Aliados a esses indicadores, a escuta clínica do trabalho se mostra uma alternativa forte de ressignificação do sentido do trabalho, já que esta é a categoria central na vida dos trabalhadores. O sofrimento enquanto categoria se apresentou em todas as etapas da pesquisa, tanto na clínica do trabalho como nas oficinas. Os dados foram organizados entre as categorias: sofrimento e organização do trabalho; sofrimento e tráfego urbano; sofrimento e assalto; sofrimento e INSS; sofrimento e identidade.

5.1 SOFRIMENTO E ORGANIZAÇÃO DO TRABALHO

A organização de trabalho do motorista se configura em trafegar no ônibus pelas ruas da cidade. Inicialmente, ao adentrar a garagem da empresa, seu ponto de partida é o registro de ponto. Logo após, ele deve verificar com o encarregado de tráfego a sua rota para o dia. É ele quem faz a distribuição. A rota é determinada pela organização do trabalho, estabelecida pela prefeitura. O motorista deve estar sempre observando o tempo e o local de parada específico em cada rota. Em seguida, sua ação é dirigir o ônibus pelas ruas da cidade de Manaus. Eles estão sendo sempre observados pelos fiscais de linha, tanto os da empresa como os da prefeitura. O ambiente de trabalho consiste basicamente na garagem de ônibus como posto central, o ônibus, o motorista, o(a) cobrador(a) e os passageiros, além do clima quente e úmido da cidade.

As ameaças de punição ocorrem diariamente, seja expresso por uma ligação de insatisfação do passageiro ou pela apresentação do atestado médico. As punições são o chamado "balão", o que significa que você será punido com a pior rota, sendo a mais violenta e perigosa, além da ameaça de demissão por justa causa, como descrito por Mário:

> *Sabe o que é Balão? Suspensão! Se você meter um atestado de 15 dias, aí você for no INSS, passar três mês, depois quando retornar já não serve mais pra eles. (Carlos).*

> *O motorista é humilhado desde a hora que ele acorda. Sabe como é que a gente é tratado em empresa de ônibus quando a gente chega? Se você levar um cafezinho, uma tapioca, um pão, lá pro cara do tráfego, ele lhe dá um carro melhorzinho, se não nada. — Pega aquele e dá o teu jeito, não quer trabalhar vai pegar justa causa! (Bruno).*

Para a psicodinâmica do trabalho, a organização do trabalho define a tarefa a ser realizada. No entanto, ela não comporta o todo da atividade, existe uma lacuna que Dejous (2011; 2012) denomina como a diferença entre o prescrito e o real. Partindo de nossas experiências no laboratório, podemos observar que a organização do trabalho também é específica de cada organização, de modo que a atividade nunca será idêntica. Por mais que exista uma lei que regulamente o trabalho no Brasil, "a maneira de fazer" é acrescida pela cultura, seus valores, e pela missão de cada organização, diferenciando e conduzindo o trabalhador a uma adaptação ao trabalho, por exemplo, a apresentação do processo de imersão, ou também chamado de "programa de integração", com uma amplitude de atividades, indo muito além de só uma apresentação sobre a empresa. Cada organização tem sua própria maneira de fazer esse processo, com o objetivo de "registrar a sua marca".

O processo de imersão consiste basicamente em apresentar a cultura organizacional, sua missão, seus valores, esclarecendo as regras, normas e horários e suas especificidades ao trabalhador que estão adentrando na organização. As especificidades dependem do segmento ao qual está atrelado a atividade da empresa, o que inclui suas normas de segurança. Nesse processo, algumas empresas apresentam um vídeo institucional, outras apenas uma apresentação simples com slides, outras preparam uma cartilha e entregam ao trabalhador, cada uma com o seu modo e regras de realizar a atividade. O importante é compreender que a organização do trabalho é uma categoria importante e seu objetivo é descrever essas atividades, o que de fato vai muito além do que está descrito em sua descrição de cargos, constituindo assim o real do trabalho. Entretanto, a grande questão está nas consequências que ela gera para a saúde do trabalhador.

> [...] é tipo assim como ele falou, trabalhar num ônibus reformado, a senhora acha que é "trabalhar com segurança? É mesmo como eu vim aqui, pra senhora me fortalecer, e eu saio daqui fortalecido com o que a senhora vai me falar, mas o empresário ele não vê, ele não fortalece o motorista. Olha a diferença... Então é por isso que associação fortalece a classe. (Aristides).

> A senhora viu o jornal ontem? A senhora sabe aquele senador que foi licenciado pra passar as férias ontem? Pois bem, ele é daqui do Amazonas, nosso patrão, dono da casa metropolitana, ladrão. Ele pegou o dinheiro pra compra de ônibus novo, ele não fez. Ele pegou uma parte do dinheiro e mandou encaroçar alguns ônibus, dar uma guaribada ali, e o povo que se lasque... Eu acho que primeiro de tudo dependeria muito dos empresários colocar transporte bom, pra nós trabalhar, dar curso pra pessoa, o governo divulgar mais o trabalho do motorista, pro motorista ter o respeito e o povo aprender a educar mais. (Bruno).

OFICINA 1

A primeira oficina dividiu a sala em três grupos. O sofrimento apareceu nos grupos 1 e 2. Ambos enfatizaram a relação entre o sofrimento provocado pela organização do trabalho e sua correlação com seu adoecimento por meio da lembrança atemporal da atividade. A colagem a seguir (Figura 3) é o resultado da construção do corpo no primeiro grupo e, como já vimos, foi nomeada "Sofrimento no Trabalho". Observa-se que a forma do corpo não foi totalmente preenchida, mas os recortes foram colados em pontos centrais do corpo, como a cabeça, o pescoço, peito, abdômen, ombro direito (local em que se passa a marcha do veículo), punho esquerdo (onde se segura o volante) e, ainda, a figura do fantasma na coxa direita, bem na região da aorta, a veia central que vai para o coração. O local onde os recortes foram colados indicam os pontos de afetação em seu corpo, enfatizados por suas falas repletas de muita dor, um sentimento compartilhado por todos. O primeiro grupo se concentrou inteiramente no sofrimento. As expressões por meio da colagem iniciam descrevendo as suas dificuldades com o próprio corpo e seus pontos de afetação. Logo em seguida, desvelam as marcas e a dor provocada pela organização do trabalho e seus conflitos com a gestão, algo expresso nas falas a seguir:

Figura 3 – Grupo 1: Sofrimento no Trabalho

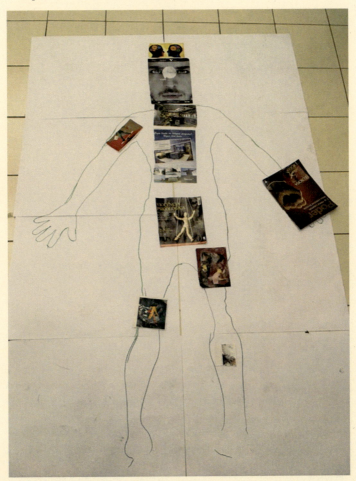

Fonte: coconstrução do grupo

> *Bom, a minha ideia aqui... As peças que eu coloquei, né? Ali o corpo humano, eu botei uma mente, não sei se é bem óbvio, uma cabeça, né? Um pulso forte, fechado e...* (Pedro).

O Recorte 1, denominado fantasma das organizações, se encontra na colagem do corpo humano realizada pelo Grupo 1 na primeira oficina, foi colado na perna esquerda, aquela que controla a embreagem do veículo, o mesmo que o coração da direção. O recorte selecionado apresenta o trabalhador concentrado diante de seu computador, sendo pressionado pelo patrão e o seu fantasma, que estão logo atrás, o que remonta ao real da atividade

95

dos motoristas, a pressão exacerbada que os sobrecarrega mesmo que o patrão não esteja presente. Se de um lado são pressionados pela empresa, do outro estão os passageiros e complicado trânsito da cidade de Manaus.

Recorte 1 – Fantasma das organizações

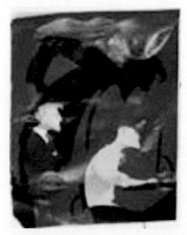

Fonte: coconstrução do grupo

Aqui já é o fantasma do patrão. Em qualquer lugar que você for, você nunca pode dizer não! Você nunca pode fazer o que você quer e ajudar o seu próximo ali. E ali o significado é que, pra nós chegar, todo mundo quer derrubar a gente, todo mundo, tanto faz o patrão, o INSS, ou até o sistema do SUS. Pra nós chegar aqui é uma longa caminhada... (Carlos).

Eu todo tempo tô assim. Eu achei assim... Tipo assim, muita pressão. Já é um negócio bem rápido. Aquilo já começa assim. Aí eu tenho que me aquietar num canto, e vem tudo... É... Tudo passando, vendo tudo. Porque aí você tá hoje no sistema. É sob pressão ali. Olhando se um carro não vai te bater. Como eu já peguei coronhada na cabeça, né? Já com sangue arriando... Então tudo aquilo, né? Entendeu? (Mário).

A Figura 5 ilustra o corpo humano do terceiro grupo da Oficina 1. O grupo enfatizou os laços com a família e a colagem dos recortes envolveu seu corpo humano preenchendo cabeça, peito, abdômen, quadril, pernas, ombro e mão direita, o lado em que o motorista segura o volante. Os recortes selecionados remontam pessoas em grupo, pessoas isoladas e carros. Eles consideraram o grupo de motoristas como sua família. Entretanto, o sofrimento foi descrito por um de seus membros como um processo doloroso, temporal e solitário. Ao falar, ele apontava para o recorte da pessoa isolada em frente a uma janela.

Percebemos que a sobrecarga da atividade, acrescida pelo tempo de trabalho, foi determinante para o seu adoecimento. Observamos ainda que o trabalhador, alienado da sua condição de paciente, pede demissão como estratégia de defesa, por um sentimento de incapacidade diante de seu estado. O momento pedia que esse trabalhador fosse acolhido e tratado pela empresa, entretanto, ele é abandonado por ela, confrontando assim os cuidados necessários à saúde do trabalhador.

Figura 5 – Grupo 3: Família

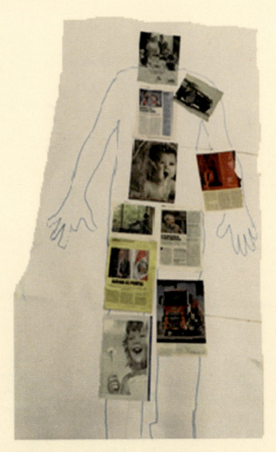

Fonte: coconstrução do grupo

> *Você não tem direito de passar o aniversário com seus filhos, com a sua esposa, porque a hora que você larga, você não tem nem transporte pra você ir pra casa, você leva todo mundo, mas na hora que você larga ninguém te leva, você fica sendo humilhado na porta da garagem até sair um especial, um colega com boa vontade de te deixar de má vontade. Você não passa um Natal com a sua família. Quando você chega 3 ou 4 horas da manhã a comida já deve tá ruim e você não tem prazer nenhum. (Justino).*

O Recorte 2 ilustra uma pessoa sentada na janela, solitária. Esta é a realidade de motoristas como Elói, em seu relato, sua vida hoje é solitária, lutando sozinho com suas dores, encontrando amparo nos colegas, antigos parceiros de trabalho, representando o sofrimento pelos anos de trabalho seguido de suas dificuldades em lidar com seu adoecimento.

Recorte 2 – Pessoa isolada na janela

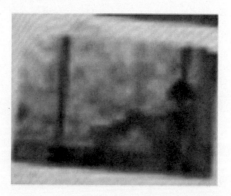

Fonte: coconstrução do grupo

> *Eu tava desse jeito. Eu cheguei com o dono da empresa, mandei uma carta primeiro pra ele, o senhor Stanislav... Acho que aqui a maioria conhece, é o dono da Baudry. Tenho um amigo meu que trabalha lá, todo dia tem uma reunião com ele de manhã, então mandei uma carta pro dono da empresa pedindo pelo amor de Deus pra ele me mandar embora, porque eu podia fazer uma besteira a qualquer hora e eu carregava vida, e contei toda a minha situação e ele mandou dar as minhas contas, mas até hoje eu me sinto doente ainda de estresse. Eu não sou doido, eu sou estressado. Só me sinto bem quando eu tô dormindo, porque eu não sei o que tá acontecendo [risos]. Olha aqui representando eu lá na minha casa [apontou para o recorte]. (Elói).*

OFICINA 2

As figuras da oficina 2 foram direcionadas pela categoria sofrimento e cooperação no trabalho. O grupo não foi dividido em equipes, permitindo-lhes sua fala individualmente. Para esta atividade, foram escolhidas imagens aleatórias da internet. Seu objetivo era possibilitar a reflexão mediante as vivências de sofrimento.

> *Eu estou me sentindo muito bem, inclusive melhor agora, porque a gente descarrega, né? As coisas hoje em dia... Eu tenho tanta coisa dentro da minha cabeça, assim, que as vezes não dá pra conversar. Só aqui na reunião e às vezes a gente tem outros que querem... Mas assim, reunido, todo mundo relaxado, tá entendendo? Com a ajuda de vocês aí, sei lá, fiquei muito à vontade. Tô muito bem. Vou sair daqui leve.* (Thierry).

A Imagem 10 ilustra um homem empurrando uma pedra. Nela se pode ver um rosto triste do trabalhador numa subida íngreme, enquanto outro logo atrás está descansando tranquilamente tentando pegar as uvas. Em seu relato, Michel compara a dificuldade ilustrada pela imagem com a sua dificuldade no trabalho. Já Pedro enfatiza a violência psicológica aplicada diariamente, na forma de ameaça de demissão por justa causa.

Imagem 10 – Ilustração de um homem carregando pedra (escolhida pelo motorista Michel)

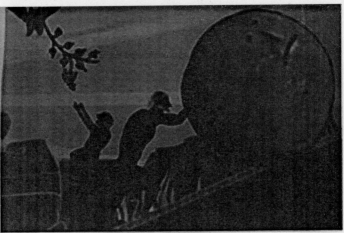

Fonte: coconstrução do grupo

A dificuldade que a gente tinha era a mesma dificuldade que esse cara passava. Carregar essa pedra mais ou menos a gente ficava e éramos quando trabalhava com ônibus... (Michel).

Empresa não dá conta de motorista, ela só dá justa causa. Qualquer um vagabundo, pilantra, chega lá e dizer que você dirigiu mal, que você fez alguma, você já vai pra fora de escala, e todo tempo ameaçado: — Vou te dar justa causa. O seu próprio amigo, de trabalho, de volante, ele é o próprio a querer lhe lascar. Ele é o próprio a querer te sacanear. O cachorro tem muito mais valor de que o motorista, e é a profissão mais linda que tem. A senhora já pensou? Eu, com 1,67, eu dominava uma máquina daquela, lotada de ser humano, né? Então nós somos uns heróis, então nós somos humilhados! (Pedro).

5.2 SOFRIMENTO E O TRÁFEGO URBANO

O sofrimento no tráfego urbano revela a OT dos motoristas, pelas avenidas e ruas da cidade. Ou seja, o trânsito urbano também é seu espaço de trabalho, não apenas a garagem dentro da empresa. Manaus é a maior cidade metropolitana da região Norte, com 2,7 milhões de habitantes. O transporte público se concentra nos ônibus urbanos, carros e motocicletas particulares, uma cidade sem metrô, com pouca mobilidade urbana. O clima é ainda um desafio, pois a região é úmida e quente, encontrando-se muito próxima à linha do equador, que passa exatamente na estrada entre Manaus e Boa vista, próxima à reserva indígena. Alguns ônibus ainda trafegam com o motor ao lado do motorista, o que na época do verão se torna uma "caldeira". Atualmente, são poucos ônibus nessas condições, pois grande parte da frota vem sendo substituída por ônibus novos ou "encaroçados"[15]. O mapa da zona de expansão urbana e zona urbana ilustra os bairros da cidade e o seu tamanho, apresentando as maiores zonas, com 45% a zona norte, 17% a zona leste e 19% a zona oeste, e as menores, sendo 8% a zona centro-oeste, 6% a zona sul e 3% a zona centro-sul.

---

[15] Encaroçados: termo utilizado pelos motoristas para esclarecer que o ônibus foi reformado ou, como também se fala na região, que nesse ônibus se "deu uma guaribada".

Mapa 1 – Zona de expansão urbana e Zona urbana

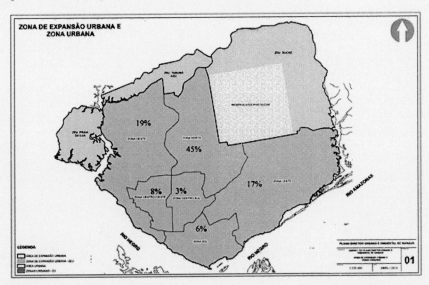

Fonte: Prefeitura de Manaus-AM

Em seus relatos, os motoristas lidam diariamente com o sofrimento ético-político, como ilustrado na Imagem 2, nas falas de José e Elói. O motorista sofre porque recebe insultos do passageiro quando xingam sua mãe, denunciam-lhe pelo caos instalado nas horas de pico, por não ter aberto a porta, por ser obrigado a frear bruscamente, por ter parado na parada mesmo com o ônibus lotado quando ele não tem a autonomia para não o fazer. É grande o quantitativo de pessoas que dependem do transporte público, sem mencionar que na cidade de Manaus não temos alternativas como metrô, que facilitariam a vida de quem depende e o utiliza. Toda essa sobrecarga é acrescida pela punição na empresa, mesmo sendo incapaz de controlar o trânsito:

> É assim mesmo. A gente vem de um ônibus lotado, lá dentro da hora da parada os que tão aqui dentro ficam sentadinho, aí você vem com o ônibus lotado e você tem que abrir a porta. O que tá dentro diz: — Não tá vendo que tá lotado, ô filho daquela! E aí quando o cara não para ele diz: — Ô, seu filho de uma égua! Eu tô aqui esperando! Eu tenho que... Então a gente não agrada nem o que tá dentro, nem o que tá fora. O nosso trabalho é sem valor, mas é assim que é considerado. (José).

A Imagem 2, escolhida pelo motorista Elói, ilustra uma grande quantidade de trabalhadores reunidos próximo à garagem, indicando um movimento coletivo com reivindicações.

Imagem 2 – Movimento dos trabalhadores da empresa CCD (escolhida pelo motorista Elói)

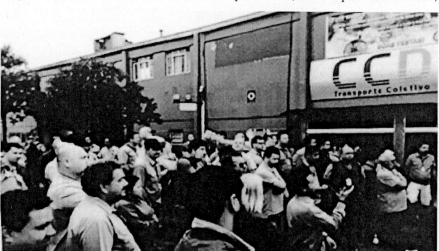

Fonte: coconstrução do grupo

Transporte coletivo, né? Aquele ônibus, das 6 até as 8 da manhã, deste jeito aqui. Aí você... Lógico, como motora, né, já encosta a porta aberta. Aí você já anda com as porta aberta e não tem como fechar, entendeu? É arriscado você fechar e machucar alguém. Você é obrigado a parar! Mesmo assim, você é obrigado a parar! Aí o que que ocorre: o ônibus vem cheio. Se eu não parar, esse pessoal aqui, vai pegar o telefone, ligar lá pra garagem e entregar a gente! O ônibus número tal passou direto, não parou e não pegou a gente! Se você parar, os que tão dentro do ônibus, sufocados, xingam o motorista: — Tu tá vendo que o ônibus tá cheio, não tá carregando teu pai e tua mãe aqui não! Então... É... É uma coisa que você não consegue satisfazer nem os que tão dentro já do ônibus e nem os que tão na parada esperando pra ir trabalhar, coitados... Que eles também não têm culpa, né? É uma situação meia... Aí é onde já começa o nosso estresse do nosso trabalho. Com o decorrer do dia, no princípio do dia, é desse jeito que funciona! Não sei se vocês concordam... [o grupo confirma: plenamente!]. Desse jeito, eu lhe pego hoje na parada, parei, pra alguém descer, vou abrir a porta, cê sobe no ônibus... Então o ônibus tá superlotado, na hora que eu parei cê subiu. Se eu parar na outra parada você vai dizer: — Motorista, tu não tá vendo que o ônibus já tá cheio? Você já tá ali dento... Por que que o senhor tá me [fala indiscriminada]? Você já tá ali dentro... A pessoa que só se preocupa com ele, não preocupado, você já tá dentro do ônibus! Infelizmente o ser humano é assim. (Elói).

A Imagem 7 ilustra o trânsito da cidade de Manaus, sempre engarrafado e bastante movimentado, em especial nos horários de grande fluxo nas principais avenidas. O motorista (Bernardo) a escolheu exatamente por ser o que melhor representava o seu estresse diário: o engarrafamento horrível, a pressão no cumprimento de horários até a estação de trabalho, independentemente do que a realidade apresente no dia.

Imagem 7 – Foto de um engarrafamento (escolhida pelo motorista Bernardo)

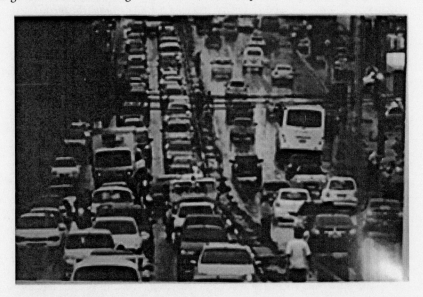

Fonte: coconstrução do grupo

> E a minha é o estresse de todo o dia, principalmente quem trabalhou muitos anos, o engarrafamento horrível. Se tem que cumprir horário, se tem que fazer até a estação de trabalho, isso aqui piora mais um pouco. (Bernardo).

5.3 SOFRIMENTO E O ASSALTO

Os assaltos ocorreram dentro do ônibus em seu horário e local de trabalho, são geralmente à noite, e alguns bairros e linhas são considerados mais perigosos. As vítimas relatam a violência que vivenciaram e a descrevem como as coronhadas na cabeça, o sangue escorrendo pelo rosto: *"me pergunto por que fizeram isso comigo? Eu nunca fiz mal a ninguém"* (Bernardo), *"eles me bateram, me humilharam, e eu me lembro do rosto dele"* (Péricles).

Quando ocorre o assalto, o motorista tem que chamar a polícia, acionar a empresa, seguir até a delegacia, quanto aos passageiros, alguém tem que ficar e ser a testemunha, enquanto os demais seguirão em outro ônibus. Após todo o processo junto à delegacia, o trabalhador tem que levar o ônibus de volta à garagem e trabalhar normalmente no dia seguinte, como se nada o tivesse afetado; *"se os colegas na empresa se perceberem que você está com medo, jogam logo piadinha, fazem bullying, né? Você não pode demonstrar medo"* (Pietro).

> Esse processo de negação da doença vai se sustentar a custa da deteriorização da saúde. Ou seja, o trabalhador consegue ocultar a doença dos outros, porém, essa estratégia, além de piorar os sintomas, restringe as possibilidades de cura, na medida em que quanto mais precoce for o diagnóstico melhor o prognóstico. (VASCONCELOS, 2011, p. 157-158).

Negar a violência é negar o adoecimento, sendo assim uma estratégia de defesa. No entanto, ela só se sustenta por um tempo. A cultura machista em nossa sociedade ensina os homens a serem fortes, suportarem a tudo. No caso dos motoristas, a sua relação identitária com esse ser "homem" envolvido por esse ideal de masculinidade. No início da Oficina 1, logo que a pesquisadora apresentou a tarefa, e estava visitando os grupos para tirar as dúvidas, um dos participantes a confrontou delicadamente argumentando que ele havia ido ao grupo naquele dia para ouvi-la e não *"para ficar brincando como criança"* (José). A pesquisadora então argumentou sobre o novo e a importância de se permitir, e assim ele continuou e participou de todas as oficinas.

> A masculinidade contribui para uma ética do trabalho, para um ideal impossível de trabalhador viril e disciplinado que só aumenta a imensa vulnerabilidade dos trabalhadores diante da hegemonia empresarial, a virilidade constrói um sujeito prisioneiro de um ethos que o expõe a aceitar ritmos acelerados e ocultar acidentes para manter uma atitude que acaba sendo um fardo. Em suma, o dividendo de um patriarcado capitalista favorece uma lógica de acumulação de capital onde a mercadoria é subjetivada e os sujeitos são objetivados. Instado a se comportar como um sujeito masculino-fabricante de petróleo, o trabalhador sente-se compelido a se colocar à altura dos poços de petróleo, buscando algum tipo de honra na esfera da produção. no entanto, esse mesmo ethos tende a configurar práticas fora

SAÚDE E AFETOS NO TRABALHO: CONSTRUÇÕES DA PRÁTICA CLÍNICA E SUBJETIVIDADE

> da norma empresarial que, embora latentes, de uma tensão capital-trabalho que ainda não encontrou sua organicidade. (PALERMO, 2017, p. 116).

Mediante essa relação de trabalho, o passageiro cobra e insulta o trabalhador, as empresas se empoderam disso ameaçando-o inclusive com demissão por justa causa, negligenciando os riscos à sua saúde com o não preenchimento da CAT – Comunicação de acidente de trabalho –, prejudicando assim a comprovação do nexo causal de adoecimento pelo trabalho, já que a empresa considera os assaltos como uma questão de segurança pública. A alienação apresenta-se como resultado a essa dinâmica, onde ambos, o trabalhador e passageiro, demoram a perceber que a melhoria do transporte público depende de uma ação política. O Gráfico 3 dá informações sobre o afastamento do trabalho:

Gráfico 3 – Afastamentos do Trabalho

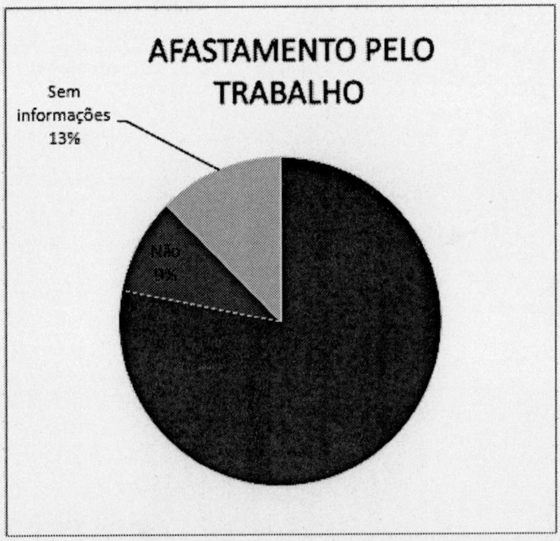

Fonte: Amazonas/Susam /CEREST-AM

O Gráfico 4 indica que em 86% dos casos não foi aberta a CAT, e apenas em 14% sim. Isso é um dado importante, pois sinaliza ao CEREST-AM a aplicação de vigilância e, automaticamente, uma possível autuação junto ao ministério do trabalho, o que já vem sendo feito. No entanto, essa é uma problemática complexa, que demanda desde estudos que envolvam a mudança da frota até estudos da engenharia do trânsito e ainda estudos ergonômicos no ambiente.

Gráfico 4 – Comunicação de acidente de trabalho (CAT)

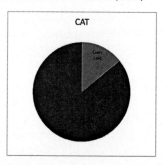

Fonte: Amazonas/Susam /CEREST-AM

A Imagem 4 expressa o motorista segurando o volante com as duas mãos, com o ônibus aparentemente vazio. Seu rosto tem uma expressão de susto, espanto e agonia. Seus olhos estão esbugalhados, e sua boca totalmente aberta em tom de espanto. O motorista Alyson a escolheu para ilustrar como se sentia afetado antes de ser afastado do trabalho.

Imagem 4 – Motorista estressado (escolhida pelo motorista Alyson)

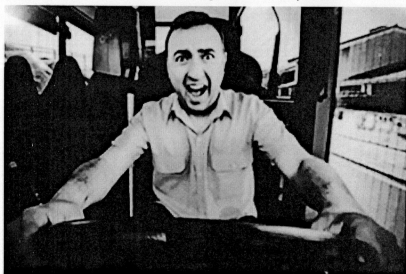

Fonte: coconstrução do grupo

Eu escolhi esse aqui, ó, porque do jeito que o rapaz tá aqui eu fiquei. Eu trabalhava no Bairro da Paz, ali no 203. Eu passava direto ali na Av. Champs Elysées, umas 3 vezes... Eu já estava nesse estado aqui e o pessoal não tá nem aí não. Eu tinha que passar, entrar no terminal, aí eu ia direto. Foi quando eu me afastei, e hoje eu estou melhor, graças a Deus. Hoje eu tô melhor, graças a Deus, mas isso aqui tudo afeta a gente. (Alyson).

A gente sofre pressão dos fiscais da empresa. Assim, é muita pressão. Assalto... Eu mesmo só na Baudry fui assaltado 12 vezes. Já dirigi com faca no pescoço, revólver na nuca... E chegou um determinado tempo que eu não sabia mais o que eu tava fazendo na rua, e tinha hora que eu não sabia pra onde eu tava indo, aí... Até hoje eu carrego isso comigo. Eu só me sinto bem quando eu tô dormindo. Tem hora que eu não quero conversar de ninguém, nada do que os outros falam tá bom pra mim. Eu me sinto irritado e moro sozinho. Tá ruim dentro de casa? Vou pra rua. Tá ruim na rua? Vou pra dentro de casa... Aí chega naquela situação que vou tomar o remédio e vou dormir. Hoje eu não vivo, hoje eu estou vegetando a minha vida... (André).

Eu tô aqui, ó... Eu não tenho paciência pra nada não. Às vezes tem hora que eu chego aqui, é o dia da reunião, ouvi tudo, dá vontade de ir embora. Eu acho que isso aí tudo vem através do nosso trabalho, entendeu? Muitos anos de motorista de ônibus... Comecei em São Paulo. Lá o trânsito é muito mais estressante ainda. Vim pra cá, assalto, os passageiros daqui não são bem orientados... Não desfazendo, mas aqui o passageiro lê o que tá escrito ali: Santa Etelvina, aí ele te pergunta: — É santa Etelvina é? [risos]. Aí eu digo — Não, não é não! Ele responde: — Mas tá escrito! E eu respondo: — Por que você pergunta, então? Chega um tempo que você não tem mais paciência não! (Elói).

5.4 SOFRIMENTO E INSS

O sofrimento com o INSS é uma verdadeira "odisseia". É difícil para agendar a consulta, para falar com o médico, o olhar dele é sempre de desconfiança, é necessário sempre estar com toda a documentação e laudos necessários como instrumento de comprovação. Todo o trâmite é complicado. Além disso, a perícia é um processo extremamente doloroso. O paciente tem que reviver tudo a todo momento, e muitas vezes tem que pagar a consulta particular com o psiquiatra por conta da necessidade do laudo, devido à data da perícia no INSS.

A perícia do INSS é um processo bastante burocrático, porém a perícia judicial, que é quando o trabalhador solicita na justiça do trabalho a avaliação de um especialista é solicitada por uma das partes mediante processo judicial, no caso dos motoristas, junto à justiça do trabalho. Durante a perícia devem estar persentes as partes e o perito, que faz a investigação por meio da escuta, aplicação de testes psicológicos, observação do local. O relato é sempre um resgate de toda a dor que as lembranças do evento trazem. Consideramos esse um dos processos mais dolorosos da perícia do INSS.

> *[...] o advogado da empresa tava lá, o meu também, aí o perito não deixou minha esposa, ficar e eu fui falando, e lembrando e passando mal, até que o meu advogado interviu e pediu pra chamar a minha esposa e deu uma pausa, eu não aguentava aquilo ali, é muito ruim... Quando voltamos ele deixou ela ficar, e ela segurou a minha mão e eu fui conseguindo e falando aos pouquinhos.* (Renato).

A Imagem 9 ilustra uma prisão sendo colocada por uma grande mão, e o espaço em volta mostra outras prisões com pessoas dentro, e nela o sujeito está indo em direção à sua prisão. Na fala de Carlos, esse é o significado de um dia de trabalho: a prisão, a sobrecarga, a hora extra, o aprisionamento e o seu adoecimento. Ele expressa sua insatisfação com o tempo gasto e dedicado à empresa e hoje sua luta junto aos processos com o INSS.

Imagem 9 – Prisão da jaula (escolhida pelo motorista Carlos)

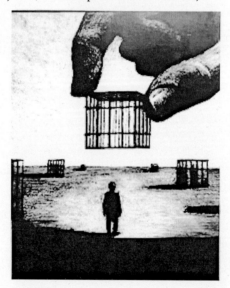

Fonte: coconstrução do grupo

> *[...] é o significado disso aqui pra mim era o dia a dia do trabalho quem trabalhou aqui na Baudry aqui sabe, você entrava pela manhã e as vezes anoitecia lá dentro porque mesmo você fazendo 99,99%*

aquele milésimo ali você era chamado... agente era aprisionado bem dizê ali dentro..., todas as empresas, porque... quem que vai dizer que não saiu de lá por justa causa, porque toda a reclamação ou você assinava ou o colega assinava a...a suspensão ou qualquer coisa assim, então... A nossa vida não só minha como de todos os colegas, companheiros aqui, não foi só flores não... é por isso que escolhi isso aqui – aponta para a figura (jaula) – aí no final quem fica aprisionado é nois, doente né, muitas vezes penando pra uma miséria de um benefício desse, o cara que já pagou mais de trinta anos de contribuição brigando na justiça pra ter seus direitos e no final das contas agente acaba desse jeito aqui – mostra a figura – e não é só eu não, tem muitos sofrendo aí fora... (Carlos)

[...] *o abandono do ser humano doente né? adoeceu, vai pra lá... se lixe!* (Bernardo)

O Recorte 3 é uma ilustração que integra o corpo humano da Oficina 1 no primeiro grupo. Sua expressão rememora o sofrimento pelo trabalho. Ela está colada bem acima do pescoço, na cabeça, ocupando-a por inteiro, retratando duas cabeças, uma de frente e a outra com engrenagens. Para Pedro, a ilustração representa o adoecimento psíquico que os acomete e que precisa ser consertado. Logo, Carlos fala do sofrimento humilhante vivido desde o momento em que se percebe que está adoecido, seguido do bullying pelos colegas até a perícia.

Recorte 3 – A cabeça a ser consertada

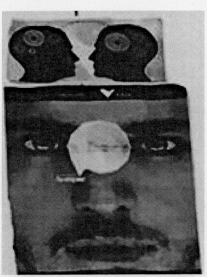

Fonte: coconstrução do grupo

As duas peças que eu coloquei é uma mente perturbada, né? Tem ali uns parafusos pra apertar, dar uma regulada, né? Falta uma regulagem, tá? (Pedro).

[...] humilhação de quando você chega num setor onde você não pode fazer nada eles ficam... jogando piadinhas. O bullying que falam hoje em dia: Vai! Atrapalha tudo! Vai! Come, come! Vai! Dorme! Vai! Dormir... Eu não fazia nada mesmo, porque me jogaram lá... Porque... Que se eu fizesse mesmo era varrer a garagem todinha e eu disse que não ia varrer! Não era pra mim aquilo, né? Ser humilhado na frente dos meus próprios colegas... Eu era motorista! E não ia me rebaixar pra ninguém. Varrer não tira nenhum pedaço, mas também na frente dos colegas, dos amigos lá, é uma humilhação. Então fui humilhado muito lá por 1 ano e voltei pro INSS e foi que... Eu consegui o tratamento certo, né... O plano de saúde que eles dão não... Não tem psicólogo, psiquiatra, não tem nada. Quer dizer, na empresa tem psicólogo, mas quando se procura, psicólogo da empresa só é pra quem tá entrando na empresa, quem tá na empresa tem que procurar fora. É isso que eu quis falar. (Alyson).

Se você meter um atestado de 15 dias, aí você for no INSS, passar três mês, depois quando retornar já não serve mais pra eles. Quer dizer, a gente só serve quando tá bom, né? Quando tá doente... Eu passei por uma experiência dentro da empresa. Passei um ano na empresa depois que o INSS me passou pra lá, sem dirigir, sem tocar em nenhum tipo de carro, sendo humilhado por patrão, por colegas de trabalho, e outros funcionários lá. (Carlos).

5.5 SOFRIMENTO E IDENTIDADE DO TRABALHADOR

Nesta categoria buscamos enfatizar a relação da identidade do trabalhador com a sua atividade. Podemos observar que esta envolve tanto o prazer no trabalho como o sofrimento, porém é na atividade que ambas as situações ocorrem. Por exemplo, pode-se trabalhar em muitas atividades, mas existe aquela que se gosta mais, e aquela que se gosta menos, independentemente da profissão de sua escolha. A profissão que escolhemos nem sempre é a desejada, isso devido a diversos fatores, seja a aprovação no ENEM ou as condições econômicas, nem sempre se estuda a profissão que gostaríamos de exercer. No entanto, nossa relação com o trabalho é extremamente subjetiva.

A identidade do trabalho a que nos referimos envolve o sentido do trabalho. Ela complementa o saber fazer da atividade, sendo mais do que apenas "eu sou", mas uma parte de si, o que também é diferente de ser um trabalhador zeloso, que se empenha profundamente na atividade realizada, e por isso adoece. Os motoristas reportam sua atividade como uma lembrança saudosa, afetiva, indicando que possuem uma relação profunda com seu trabalho, diferente de apenas ter uma lembrança da empresa e dos amigos com quem trabalharam. Eles se identificam com a atividade, seja no prazer ou no sofrimento, reconhecendo-se no "eu sou, eu era, eu fui!".

A identidade do trabalhador é aquela com a qual você se identifica: "eu sou!". É compreender a diferença entre a escolha profissional e suas experiências na profissão. A relação entre trabalhar em uma atividade se difere de se identificar com ela. Existe um ditado popular que diz: "faz-se muito do que não gosta, para um dia fazer apenas aquilo que se gosta!", ou seja, nem sempre o sujeito se identifica com o trabalho que realiza. Alguns pacientes relatam que trabalharam em uma profissão a vida toda, era ela que lhe garantia o seu sustento, no entanto, seu desejo estava em outra profissão, realizando-a anos depois, independentemente de pagamento, descrevendo seu prazer de trabalhar naquela atividade.

Os motoristas desde pequenos desejaram ser motoristas, dirigir o ônibus, controlá-lo, preparando-se para isso, custeando os cursos do Detran e continuaram, apesar de todas as dificuldades, fossem os assaltos, os passageiros ou a gestão. Existe uma identificação com a atividade de motorista, e sua falta gera saudade, as lembranças e a potência de seus afetos mediante a lembrança atemporal da atividade.

A teoria da identidade de Ciampa aborda a identidade como um processo de metamorfose. "A identidade que se constitui no produto de um permanente processo de identificação, aparece como um dado, e não como um dar-se constante, que expressa o movimento social" (CIAMPA, 2009, p. 171). Os motoristas foram motoristas a vida toda, escolheram essa profissão como trabalho, a partir de uma relação identitária que foi construída, incorporada ao corpo, pelo tempo, e contada em suas histórias. A identidade é então uma metamorfose com construções identitárias articuladas de forma dialética com a mesmidade de mim mesmo.

> No processo contínuo de vir a ser das metamorfoses, os movimentos que reverberam em mesmidade (vir) podem ser encobertos pela mesmice (ser), e a construção de uma nova personagem (mesmidade), na medida em que passa a representar a si mesma nos diferentes cenários da vida cotidiana, tem de repor a si mesma (mesmice); assim, cer-

tos movimentos da identidade podem aparentar mudanças significativas, entretanto, como apontamos anteriormente, são apenas reposições de si mesmo que portam aparência de mesmidade. Na verdade, como as personagens se atualizam, o que ocorre é um processo de (re) atualização das personagens, em que se repõe uma mesma personagem, mas com nuances diferentes de representação, que trata, por sua vez, de um movimento da mesmice; a isso temos chamado de modulação de personagens, ou modulações da mesmice [...]. O dilema da identidade como o idêntico a si mesmo tem, assim, novas nuances. A identidade compreendida no sentido de um mesmo (mesmice) e compreendida com um si mesmo (mesmidade) pendula ao dilema do mesmo e do outro, na medida em que repousa numa estrutura temporal conforme o modelo de identidade dinâmica oriunda da composição das modulações da mesmice. (FURLAN, 2020, p. 103).

A Imagem 13 pertence à oficina 3. Sua ilustração mostra uma longa escada. Em seu relato (Mário), correlaciona sua vida com a subida constante de uma escada, seguido de um cansaço constante, uma corrida pela saúde, pois agora, junto com outros pacientes do grupo, são dependentes de medicação estando em uma constante busca, correndo atrás do médico, do psicólogo, do benefício, em uma realidade totalmente diferente, envolto a momentos de profunda fragilidade.

Imagem 13 – Escada

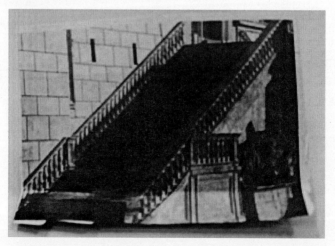

Fonte: coconstrução do grupo

SAÚDE E AFETOS NO TRABALHO: CONSTRUÇÕES DA PRÁTICA CLÍNICA E SUBJETIVIDADE

> *Agora eu vou colocar o meu lá em cima. Nossa vida hoje é subir uma escada. É um cansaço constante. Um cansaço todo tempo. A vida. Por que um cansaço? Você toma remédio, você tem que ter um... é um negócio complicado né? Na nossa cabeça. Então é um negócio que é. É. Mas aí por isso que eu disse 'eu vou deixar o meu aqui'. Na minha visão, o que eu vi no momento é que nós. É, todo tempo tem que subir a escada. Correr atrás de tudo. É atrás de médico, é atrás de psicólogo, é atrás de tudo entendeu? Então pra nós. Pra nós todos. É, benefício é tudo. É subindo a escada. Todo mundo tem que subir essa escada, senão nós não... É. Então foi só um...* (Mário).

Após o reconhecimento de ser agora um paciente, o uso da mediação se tornou uma constante na vida desses trabalhadores, e compreender sua doença foi outra. Os médicos diziam estresse pós-traumático devido aos assaltos, mas o real limitava-os a realizar coisas simples, como sair do quarto, ouvir o barulho do ônibus, falar com as pessoas, entrar na garagem do ônibus, dirigir o próprio carro, fazer uma caminhada, tomar os remédios, conviver com as pessoas.

> *Doutora, esse remédio é pra corno. Você toma ele e dorme o dia todinho. A mulher faz o quiser, porque você não é homem mais pra nada!* (Pedro).

A Figura 13 é o retrato do trabalhador na oficina 3. Nela ele aparece falando sozinho, com os seus colegas ao lado e atrás. O motorista está segurando uma pastinha repleta de laudos, documentos e medicação, pois sempre que sentir dor de cabeça, ou sua pressão alta, deve tomá-la imediatamente. Durante a oficina ele reviveu as lembranças da atividade, rememorando o sofrimento, sendo necessário afastar-se por um momento, fazendo posteriormente sua atividade individualmente. É doloroso para Mário a falta de reconhecimento de seu adoecimento pelos pares. Segundo ele, a aposentadoria não traz felicidade, pois mesmo não trabalhando, ele sente a falta do trabalho, e, mesmo afastado, continua lutando, só que agora com as necessidades que sua patologia trouxe.

Figura 13 – Trabalhador relatando sua angústia ao se deparar com a lembrança atemporal da atividade

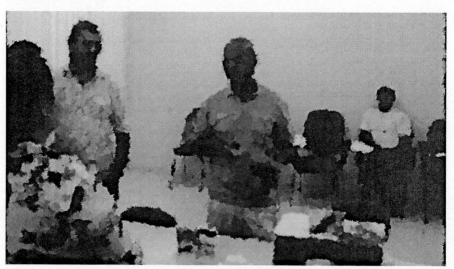

Fonte: a autora

> *Não, já... Agora estou bem. Ainda bem que não doeu a cabeça ainda. Não doeu. Tá ali o remédio. Tá aqui o remédio. Não posso. Se começar a dor o médico já falou "toma o logo remédio". Então no momento ele disse "não, só na hora que doer... Se tu achar que a pressão foi alta então tem que tomar logo o remédio"... Vou lhe falar uma coisa. É... aposentadoria não deixa ninguém bem não. Quantos que... Quantos tem aposentado aqui que tá no tratamento. Então tem muita gente que diz assim "ah, o cara se aposentou, ele tá bem!". Aposentadoria não deixa a gente ficar bem não. Vai pensar que alguém vem pra cá. Diz aqui que vai se aposentar vai ficar bom. Fica não. (Mário).*

> *A gente só serve quando tá bom né! quando tá doente... Eu passei por uma experiência dentro da empresa. Passei um ano na empresa depois que o INSS me passou pra lá, sem dirigir, sem tocar em nenhum tipo de carro, sendo humilhado por patrão, por colegas de trabalho, e outros funcionários lá. (Pierre).*

Estar adoecido é sua nova condição, uma condição devastadora na vida do sujeito, que agora não pode mais trabalhar, pois está afastado do trabalho! Os sintomas, apesar de parecidos, são diferentes, pois cada sujeito sente de uma maneira, revelando sua complexidade dolorosa. Em seus relatos, observamos que cada uma lida de forma diferente e que o grupo é sua ponte para amenizar e compreender os sintomas, que diferente de uma perna quebrada, precisam provar o que sentem, reforçando a sua complexidade de sua realidade.

Dentre os sintomas, grande maioria relata ter alucinações auditivas, muitos sentem a vida revirada de cabeça pra baixo. O desafio agora é entender qual é o seu lugar na sociedade, e compreender os preconceitos dos próprios colegas. O fato de que seu adoecimento foi ocasionado pelo trabalho leva um tempo para ser assimilado, principalmente quando a sua identidade profissional não existe mais, já que muitos perderam o direito de ser o profissional do trânsito, sua CNH – Carteira nacional de Habilitação – foi rebaixada.

A Imagem 1 ilustra a figura do iceberg escolhida por (Raul). Nela aparece apenas uma pequena parte da ponta sobre a superfície, o resto e sua grande maioria está submerso. Em seu relato ele fala uma frase simples: *"eu gostava do que fazia"*, e complementa argumentando sobre o orgulho que tem de ser motorista, da beleza de sua profissão, e a dor que foi perder sua habilitação.

Imagem 1 – Iceberg (escolhida pelo motorista Raul)

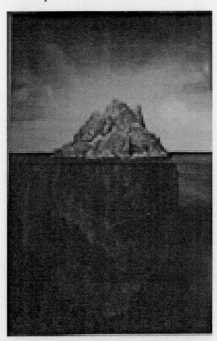

Fonte: coconstrução do grupo

Eu gostava do que fazia. (Raul).

Eu me orgulho da profissão que eu tenho, embora tiraram essa profissão de mim, né, porque eu não tenho mais a habilitação. Ah, é uma profissão linda...Linda porque você desse tamanho domina uma máquina daquele tamanho, só que ninguém dá valor. O motorista leva o cara pra escola, pra trabalho, pra festa, tudo. E ninguém dá valor. A imprensa ela marginaliza o motorista. (João).

Neste capítulo podemos observar as variações que envolvem o sofrimento, e concluímos que ele é muito além do que simplesmente a dor. Ela está enraizada no corpo, na alma. Suas feridas são profundas. O nexo causal ocasionado pela organização do trabalho é complexo e devastador na vida dos trabalhadores. No capítulo dos afetos trabalharemos ainda o sofrimento ético-político, pois a saúde é uma questão ético-política, converte-se em manifestação histórica, mas mantendo a sua essência. As formas de servidão são cada vez mais ampliadas, a ponto de o trabalhador ser sugado, exprimido, impedindo o corpo de sentir, dessensibilizando o corpo, mantendo-o submisso.

CAPÍTULO 6

AFETOS E TRABALHO

Os velhos olhos vermelhos voltaram
Dessa vez
Com o mundo nas costas
E a cidade nos pés
Pra que sofrer se nada é pra sempre?
Pra que correr se nunca me vejo de frente

Parei de pensar e comecei a sentir
Nada como um dia após dia
Uma noite, um mês
Os velhos olhos vermelhos voltaram de vez

Os velhos olhos vermelhos enganam
Sem querer
Parecem claros, frios, distantes
Não têm nada a perder
Por que se preocupar por tão pouco?
Por que chorar se amanhã tudo muda de novo?

Parei de pensar e comecei a sentir
Nada como um dia após dia
Uma noite, um mês
Os velhos olhos vermelhos voltaram de vez
("Olhos vermelhos", Capital Inicial)

A música "Olhos vermelhos", da banda Capital Inicial, retrata sofrimento e superação a partir do momento que se permite sentir. Uma bela canção, que relacionamos com o processo da clínica do trabalho e o adoecimento pelo trabalho, pois quando o trabalhador se percebe adoecido, ele agora é o paciente e precisa conviver com as incertezas em torno da doença. A frase "os velhos olhos vermelhos" se refere a toda dor e seu sofrimento, principalmente quando não conseguem mais enganá-los, esconder o que sentem, sentindo definitivamente o mundo em suas costas. Porém, não com a cidade aos seus pés, mas sufocados e excluídos por ela, já que agora estão adoecidos e afastados do trabalho, sem sua identidade. Seus papéis sociais desmoronam, entretanto, durante o processo da clínica, alguns conseguem enfrentar, mesmo com o mundo mudando diariamente, e se permitem sentir. Este é o sentido que os conduz à transformação social, o sentido atribuído a essa nova realidade, um ato resultante do trabalho conjunto realizado no CEREST, uma política pública, que lhes possibilitou ser assistido por uma equipe multidisciplinar e vivenciar sua autonomia enquanto coletivo.

6.1 SOFRIMENTO ÉTICO-POLÍTICO

Nesta categoria enfocamos o sofrimento ético-político, compreendendo que saúde é uma questão ético-política. Segundo a OMS – Organização Mundial de Saúde –, "saúde é um estado de completo bem-estar físico, mental e social e não apenas a ausência de doença" (SEGRE; FERRAZ, 1997, p. 539), entretanto, o sujeito é um ser social, e pensando nisso González-Rey (2011, p. 19) apresenta uma representação diferenciada sobre o conceito de saúde, uma alternativa teórico-epistemológica. O autor:

> [...] define a saúde humana como a qualidade dos processos de vida e não como atributo que se possui ou não. Essa trama de vida configura subjetivamente não como reflexo do vivido, mas, como produção subjetiva dessa experiência que, por sua vez, é parte de todas as configurações do corpo e de suas diferentes expressões.

As reflexões sobre as alternativas teórico-epistemológicas e a relação entre saúde e adoecimento no trabalho nos conduzem a questionamentos sobre como o trabalhador adoece. Inicialmente, encontramos a organização do trabalho e suas afetações no trabalhador. No entanto, o que lhe causa mais sofrimento? Esse sofrimento que é comum, que vai se mostrando paralelamente ao mundo do trabalho. O sofrimento é a dor mediada pelas injustiças sociais. É o sofrimento de estar submetido à fome e à opressão, e pode não ser sentido como dor por todos (SAWAIA, 2014a). Dessa forma, as outras emoções vão se deteriorando pela perspectiva da psicologia social.

> O sofrimento ético-político abrange as múltiplas afecções do corpo e da alma que mutilam a vida de diferentes formas. Qualifica-se pela maneira como sou tratada e trato o outro na intersubjetividade, face a face anônima, cuja dinâmica, conteúdo e qualidade são determinados pela organização social. Portanto, o sofrimento ético-político retrata a vivência cotidiana das questões sociais dominantes em cada época histórica, especialmente a dor que surge da situação social e ser tratado com inferior, subalterno, sem valor, apêndice

inútil da sociedade. Ele revela a tonalidade ética da vivência cotidiana da desigualdade social, da negação imposta socialmente às possibilidades da maioria de apropriar-se da produção material, cultural e social da época, de se movimentar no espaço público e de expressar desejo e afeto. (SAWAIA, 1995 apud SAWAIA, 2014a, p. 106).

A saúde do trabalhador é uma política pública que coordena e legitima os protocolos de proteção à saúde do trabalhador. Sua funcionalidade principal é a vigilância, garantindo que a empresa proporcione condições de saúde e segurança aos trabalhadores. Sua aplicabilidade envolve os protocolos, aplicados na política nacional de saúde do trabalhador e da trabalhadora. Entretanto, esse é um processo que depende de força política, uma potência com implicações subjetivas da realidade correlacionadas dialeticamente. Assim, conhecer o sofrimento ético-político é analisar as formas sutis de espoliação humana por trás da aparência da integração social e, portanto, entender a exclusão e a inclusão como as duas faces modernas de velhos e dramáticos problemas – a desigualdade social, a injustiça e a exploração (SAWAIA, 2014b).

O Recorte 4, nomeado como "marionete das organizações", foi escolhido por Antônio e ilustra uma capa em que está escrito "violência psicológica", com uma marionete branca, com braços e pernas abertos, amarrados, sendo ela controlada por meio dos fios. Trata-se de uma ilustração forte que expressa a falta de autonomia nas organizações, seguida do sentimento de obrigação e desamparo ao qual é submetido, sendo explorado ao máximo sem lhe restar uma gota de saúde.

Recorte 4 – Marionete das organizações

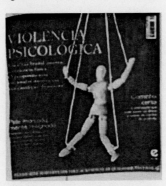

Fonte: coconstrução do grupo

Lá dentro da empresa a gente começa a sofrer as doenças lá. Aquele é o significado da marionete ali, é o que a gente passa, não só eu, como todos aqui passaram dentro da empresa. É obrigando a gente! (Carlos).

A Imagem 5, nomeada "Justiça", foi escolhida por Marlon, trata-se de uma imagem que rememora a Deusa grega Atena segurando o símbolo da justiça. A falta de reconhecimento no trabalho é o motivo de sua escolha, seu relato está expresso pela dor das muitas injustiças vivenciadas na organização, acompanhado dos conflitos com a chefia e o descaso com o qual foram tratados, além da negação de seus direitos, como o não preenchimento da CAT, este, devido à perspectiva de a empresa não assumir os riscos que o trabalho proporciona, prejudicando assim o trabalhador, junto ao INSS, enfatizando suas diversas lutas que envolvem busca por sua a saúde e sanidade perdidas ao longo do tempo.

Imagem 5 – Ilustração da Justiça (escolhida pelo motorista Marlon)

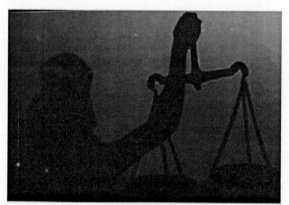

Fonte: coconstrução do grupo

Esse símbolo não sei muito bem se é a justiça ou o direito, mas eu peguei pelo fato de a maioria sermos injustiçados pelo próprio patrão, né? Os patrões nos dão muito êxito para o trabalho e nem tão pouco de assistência social, um negócio para que nós pudéssemos ir trabalhar mais à vontade, né? E outra coisa: pra garantir nossos direitos. Eles sabem nossos direitos, mas nunca dão. Sempre você tem que tá correndo atrás, sempre você tem que tá é sendo humilhado pelos próprios patrões e não dá condições de trabalho, porque você faz tudo pelo seu trabalho, até gosta da profissão, mas os patrões não sabem reconhecer. Então é isso, tá? (Marlon).

SAÚDE E AFETOS NO TRABALHO: CONSTRUÇÕES DA PRÁTICA CLÍNICA E SUBJETIVIDADE

> *Valorização do profissional que não existe, e outra coisa: que já é*
> *obrigação do empresário, ele é comprar equipamento que no caso*
> *é o ônibus. Eles não tão comprando mais, eles tão concertando os*
> *ônibus, velho, aí todo mundo sofre, mas a população só vê o moto-*
> *rista. Ele tá aí pegando tapa direto. Ninguém xinga o empresário,*
> *xinga o motorista.* (Mário).

O Recorte 4, representado pela marionete das organizações, apresenta o peso do sofrimento vivenciado nesse trabalho por meio da violência psicológica e sua falta de autonomia. O livro *Subjetividade e trabalho com automação: estudo do polo industrial de Manaus*, publicado em 2011, resultado de uma pesquisa realizada com as empresas do PIM, enfatiza em seus resultados a potência da autonomia como estratégia de defesa e resistência, diante da falta de autonomia e excesso de cobrança que vem de ambos os lados ao motorista, seja da gestão da empresa ou pelas leis e normas impostas pela CONTRAN[16]: "[...] a autonomia enquanto instrumento que propicie ao homem uma forma de gestão do trabalho pelo trabalhador, e não uma tentativa de sujeição do homem à organização do trabalho" (VASCONCELOS, 2011, p. 171).

> *[...] a senhora já viu algum político, algum candidato, dizer que vai*
> *defender a classe de motorista? Ele defende mulher de programa, os*
> *gays, toda a classe, mas não defende o motorista! As únicas classes*
> *excluídas do nosso país, é o deficiente e o motorista de ônibus, o*
> *motorista de ônibus é humilhado desde a hora que ele acorda, ele*
> *não dorme, ele chega, ele come, ele quer ter a responsabilidade de*
> *uma família, ele larga meia noite uma hora, como esse aqui que*
> *cansou de me levar em casa só pra tomar um banho, me vestir e*
> *voltar pra empresa, e quando você faz isso, você é a melhor pessoas*
> *que existe, você é o melhor profissional, no dia que você adoece e*
> *mete um atestado de um dia, você não presta mais, você não vale*
> *nada, é a empresa, caramelo e outras e outras ai, a vida deles é*
> *esculhambar com motorista, falar mal do motorista, que ele é*
> *irresponsável, que ele é isso, que ele é aquilo, ainda não teve um*
> *político no brasil que entrasse e dissesse eu quero minha energia*
> *pra lutar pela classe motorizada, o nosso sindicato quem entra é*
> *só com má intenção, de roubar os colegas e enganar da melhor*
> *maneira possível.* (João).

A Imagem 6, nomeada como "liberdade acorrentada", foi escolhida pelo motorista Neymar, ilustra a imagem de um pôr do sol radiante e uma pessoa de costas com os braços abertos e correntes quebradas e penduradas

---

[16] O CONTRAN – Conselho Nacional de Trânsito é órgão máximo normativo e consultivo do Sistema Nacional de Trânsito.

em cada pulso de seus braços, abraçando o cenário, a vegetação escurecida pela luz no horizonte à sua frente. Uma imagem significativa que indica a servidão que um dia lhe acorrentou e que agora é passado, mas hoje se permite apreciar a liberdade.

Imagem 6 – Ilustração da liberdade acorrentada (escolhida pelo motorista Neymar)

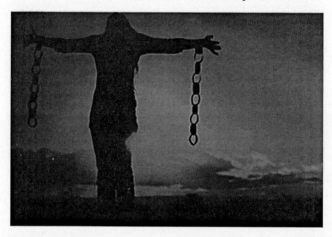

Fonte: coconstrução do grupo

Eu peguei essa figura, entendo eu... que essa figura aqui ela representou a minha vida profissional no início, creio eu que deve ser um raiar de um novo dia um sol nascendo e o sol nasce para todos... é isso me representa quando eu já estava no meu início do horário de trabalho, o sol nascia eu trabalhando, sumia e eu trabalhando! É essas correntes significa pra mim o meu tempo de trabalho, acorrentado ao trabalho pra dar o melhor pra minha família, aquilo que eu podia naquele momento e não me deixava ter tempo para usufruir de algo bom com a minha família e muitas vezes com meus amigos. O trabalho me levou a possuir meio que por ironia do destino a doença que foi adquirido através do meu trabalho, então eu era acorrentado, hoje para mim é passado!, esse mesmo sol que nascia na época, nasce hoje pra mim e essa mesma corrente que eu considero na época que era acorrentado, hoje pra mim é a liberdade, então, hoje pra mim o que passou, passou, eu não me lembro mais de nada, eu quero usufruir da minha vida a partir de um novo sol que nasce pra mim e esse sol nasce a partir do dia que eu conseguir me aposentar. Hoje eu não estou mais preocupado com trabalho, não estou mais preocupado se amanhã eu tenho que me acordar 3 horas da madrugada para mim ir para empresa, o passado ficou! hoje é a minha vitória e graças a

> *Deus me sinto feliz por ter conseguido com todos os sofrimentos e dificuldades mas a minha realidade é essa daqui! O meu viver hoje, e o amanhã pra mim representa essa figura aqui.* (Neymar).

O motorista Neymar fala da representação de seu trabalho, expressando a potência do afeto com a sua atividade, marcado em sua vida profissional. Segundo o motorista, pesa-lhe relembrar que antes mesmo de o sol nascer já estava trabalhando, sentir o peso das correntes pela responsabilidade com o trabalho e com a família, sem usufruir das coisas boas da vida. A servidão para Espinosa é definida por um negativo: impotência humana está submetida a eles. Humana, a impotência não é apenas do corpo e da mente, mas de ambos em simultâneo, tendo como contrapartida um poderio externo que o domina (CHAUI, 2016).

A servidão está no reino das paixões. Ela escraviza, torna-os impotentes. Analisando os trabalhadores, o tempo e as condições de trabalho são determinantes para a sua condição de saúde, entretanto, as organizações e o mercado ditam as regras. O sujeito, para adentrar e sobreviver, deve estar apenas submisso a elas, suportando no corpo e na mente o que é ditado socialmente sobre como se comportar no ambiente de trabalho. "Com efeito, o homem, submetido às afecções, não é senhor de si, mas depende da fortuna, sob cujo poder ele está, de tal modo que é muitas vezes forçado a seguir o pior, vendo muito embora o que é melhor para si" (ESPINOSA, 1992, p. 335).

Entretanto, o motorista Neymar nos apresenta que suas dores mesmo representando o passado não desapareceram, porém um novo sentido lhes foi atribuído. Podemos até arriscar que seja uma transformação social, no entanto, ele afirma um sentimento de liberdade, pela mesma corrente que o aprisionava. Esta, agora está quebrada, e ele poderá usufruir de um novo sol, a partir do momento em que se aposentar. Segundo Espinosa, o homem livre em nada pensa menos que na morte; e a sua sabedoria não é uma meditação da morte, mas da vida.

> O homem livre, isto é, aquele que vive segundo o ditame da razão, não é levado pelo medo da morte, mas deseja diretamente o bem, isto é, deseja agir, viver e conservar o seu ser segundo o princípio da procura da utilidade própria; e, sua sabedoria é meditação da vida. (ESPINOSA, 1992, p. 423-424).

A Imagem 3, escolhida por Thierry, apresenta um ônibus rodeado por uma multidão de pessoas. Ela lhe trouxe o sentimento de insatisfação pelo fato de ter parado de trabalhar por estar adoecido. Ele relata ainda que atualmente sonha dirigindo o ônibus, relembrando o prazer que sentia em levar as pessoas aos seus destinos e objetivos, expressando a sua identificação com sua profissão.

Imagem 3 – Ônibus vermelho (escolhida pelo motorista Thierry)

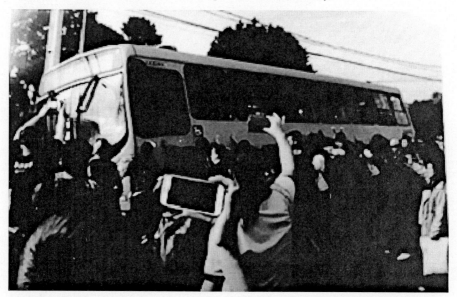

Fonte: coconstrução do grupo

> Então, aqui respondendo que essa figura, do transporte é... Eu até agora... Vocês acreditam que eu até sonho trabalhando, entendeu! Quer dizer assim, que não foi a minha vontade parar, entendeu! Eu gostaria de tá trabalhando ainda tá? Acredito que todos nós aqui, mas é o seguinte, eu, eu entendo o seguinte, que... Eu fui muito feliz durante... trabalhando nessa profissão, porque eu me identifico muito com o pessoal trabalhando na rua, com o povão, então eu tinha dó... De ver as pessoas ali, querendo ir trabalhar, as vezes uma querendo ir pro hospital, tá entendendo... eu ficava doente de ver as pessoas que não davam pra entrar no carro, entendeu, essa colocação que eles fazem aí, eles têm toda a razão, nós não somos culpados, mas a gente ouve o que não é pra gente ouvir, né! (Thierry).

No Recorte 5, o punho fechado do patrão se encontra no resultado da atividade da oficina 1 do corpo humano no primeiro grupo. A ilustração expressa um punho forte, fechado, com uma manchete escrita poder, estando colada bem no punho do braço esquerdo, o braço que segura o volante e controla o veículo. A ilustração rememora o trabalhador em sua atividade, sempre solitária, submisso às regras do trânsito, da gestão, do DETRAN-AM – Departamento Estadual de Trânsito do Amazonas. A figura foi escolhida pelo motorista Carlos, porque ele a atribuiu uma correspondência com sua jornada em sua luta constante pela busca da saúde, devido ao desconhecimento da doença, aliado à violência psicológica ocasionada pelos conflitos com a gestão.

Recorte 5 – Pulso fechado

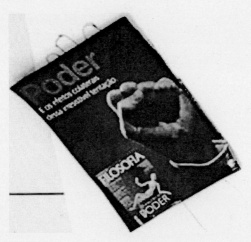

Fonte: coconstrução do grupo

> É uma longa caminhada... Você tem que ter pulso forte, senão você não consegue nem... Procurar tratamento e fica adoecido, trabalhando porque a gente não sabe o que tem... A gente leva os problemas de casa pro trabalho e os do trabalho pra casa... E, envolvendo o patrão ali, muitos deles são violentos demais com a gente... Não totalmente eles, mas abaixo deles, os [inaudível] (Carlos).

A Imagem 11 ilustra a liberdade, a imagem apresenta as borboletas soltas ao vento e uma mão segurando um vidro aberto, dando a ideia de que as borboletas estão saindo. A paisagem ilustra um horizonte com uma vegetação rasteira, um céu azul, encobrindo o sol que está se pondo no horizonte, o que transmite a paz. A escolha de Roger, e para ele representa todas as dores e depressões que ele e seus colegas vivenciaram.

Imagem 11 – Borboletas em liberdade (escolhida pelo motorista Roger)

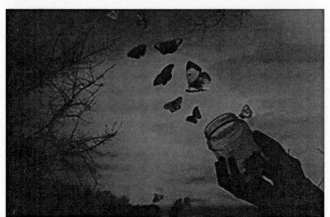

Fonte: coconstrução do grupo

> *E esse daqui eu fui o último a pegar mais representa o grupo todinho, todas as dores e depressões que tivemos.* (Roger).

As ilustrações do Recorte 5 e da Imagem 11 expressam a saudade do trabalho, sua insatisfação por não poder mais executá-lo. É o prazer em trabalhar expresso em sua fala, mesmo diante de todas as dolorosas dificuldades às quais foram submetidos, representando uma longa caminhada. Essa é experienciada apenas pelos que sentem a vitória como conquista da cidadania e da emancipação de si e do outro, e não apenas de bens materiais circunscritos (SAWAIA, 2014b).

6.2 CORPO E TRABALHO

Corpo e trabalho é uma categoria analítica que iniciou com a análises da Oficina 1, mediante a estratégia da dinâmica de grupo "corpo humano". Nela foi solicitada ao grupo que os participantes desenhassem em uma cartolina no chão o corpo humano, e em seguida fizessem a colagem sobre qual o sentido do trabalho. Essa oficina resultou em três grupos que indicaram as afetações do corpo, seguindo a filosofia de Espinosa:

> [...] o corpo não é uma unidade isolada que entraria em relação com outras unidades isoladas, mas é um ser originária e essencialmente relacional: é construído por relações internas entre os corpúsculos que formam suas partes e seus órgãos e pelas relações entre eles, assim como por relações externas

> com outros corpos por *afecções*, isto é, pela capacidade de afetar os outros corpos e ser por eles afetado sem destruir, regenerando-se, transformando-se e conservando-se graças as relações com os outros. (CHAUI, 2011, p. 73).

Partindo das reflexões de sobre os corpos construídos no chão, nos questionamos sobre o quanto seus corpos suportaram! O corpo que tudo sente e sinaliza! O que pode o corpo suportar? A atividade ilustrou por intermédio de suas colagens, focando em pontos específicos, o adoecimento do corpo. O primeiro grupo mostrou o sofrimento, a violência e o assédio moral vivenciados no trabalho. O segundo grupo apresentou a sua potência de superação, as lembranças não foram esquecidas, mas hoje conseguem ser verbalizadas: "não queremos mais lembrar". No terceiro grupo, uma parte ainda está envolta no sofrimento pelo trabalho, e outra indica a potência dos laços fraternos em torno do grupo.

A colagem sobre o corpo sinalizou os pontos de adoecimento, correspondentes às doenças recorrentes ao afastamento pelo trabalho, conforme dados encontrados na ficha social do CEREST (Gráfico 2) ilustrando e desvelando a potência do corpo e o quanto ele é negligenciado. O corpo é o primeiro a sentir os sinais, entretanto, temos uma multiplicidade de sentidos a serem compreendidos, principalmente no mundo do trabalho, cada organização com sua própria cultura, concentrada em condicionar o sujeito a negar suas emoções e ser profissional. "Não basta definir as emoções que as pessoas sentem, é preciso conhecer o motivo que as originam e as direcionaram, para conhecer a implicação do sujeito com a situação que os emociona" (SAWAIA, 2014a, p. 111).

A negligência com os sinais apresentados pelo corpo tem seu preço. O comportamento organizacional adotado nas organizações mascara a influência da OT frente às afetações do corpo. Nesse ínterim, buscamos uma frase adotada pelas organizações e muito acolhida pelo coletivo, que diz: a partir do momento em que se adentra o ambiente de trabalho, deve-se esquecer o mundo lá fora e ser profissional, seus papéis sociais devem ser esquecidos, você não é mais mãe, pai, amante; é apenas o trabalhador sem problemas. Caso você leve seus problemas e passe a apresentar suas emoções, você é demitido ou, para ser mais delicado, convidado a se retirar da organização por não ter se adaptado aos padrões da empresa. Diante dessas reflexões, nos questionamos sobre as afetações: o que sente o corpo? Corpo e mente são uma só unidade? Ou uma conjunção de substância?[17]

---

[17] "Por substância compreendo aquilo que existe em si mesmo e que por si mesmo é concebido, isto é, aquilo cujo conceito não exige o conceito de outra coisa do qual deva ser formado" (ESPINOSA, Ética I, Definição 3).

> A união da mente e do corpo é simultaneamente efeito da união dos atributos na substância, que se acarreta a união de seus modos, e da natureza da ideia, visto que toda ideia deve convir ao seu ideado. uma vez que a união dos atributos constitui a substância, a união do corpo e da mente constitui um corpo humano singular e essa união, por ser uma constituição, é total, de sorte que a mente percebe tudo o que acontece no objeto da ideia. (CHAUI, 2016, p. 206).

> A assimilação da identidade entre a ordem das ideias e a ordem das coisas, entre a mente e o corpo, a um sistema de paralelas conduz a pensar a realidade com o modelo de uma série de linhas similares e concordantes que, por definição, não se recortam. (JAQUET, 2011, p. 25).

Corpo e mente são uma unidade. Mesmo nas organizações, gostamos do exemplo que utilizamos na clínica, seja ela individual ou em grupo, o corpo é como um copo vazio, que, ao colocarmos água, vai enchendo até você parar. Contudo, se você não parar, ele vai encher até transbordar, ficando mais trabalhosa sua limpeza depois. E assim são as afetações do corpo, o copo não enche sozinho é preciso uma força externa para isso. O trabalhador percebendo ou não seu adoecimento, mas já exausto da dinâmica da empresa, prefere a demissão e ir para outra empresa, ou suportar até não poder mais. No caso dos motoristas, observamos que o tempo de trabalho no Gráfico 1, tempo de serviço em anos, na atividade como motorista é longo, porém, não apenas em uma única empresa, mas entre várias empresas de ônibus. Uma vez que as afetações do corpo dependem de sua natureza e, simultaneamente, da natureza[18] dos corpos afetantes, como consequência a mente percebe estes últimos quando afetam seu corpo. Em outras palavras, a natureza do corpo próprio e a dos corpos externos determinam afecções corporais (CHAUI 2016).

> O corpo do condenado sobre o qual[19] se exerce a penalidade é assim inserido numa rede de determinações psicológicas que o aprisionam, atuando pouco a pouco como circunstâncias atenuantes ou agravantes. A alma do qual ele é questão, não

---

[18] Natureza para Espinosa é Deus! Eles não estão separados, "Por causa de si compreendo aquilo cuja essência envolve a existência, ou seja, aquilo cuja natureza não pode ser concebida como senão como existente" (Espinoza, Ética I, Definição 1). "Por Deus compreendo um ente absolutamente infinito, isto é, uma substância que consiste de atributos, cada um dos quais exprime uma essência eterna e infinita" (Spinoza, Ética I, Definição 6). "De fato, tendo explicado que tudo o que existe na Natureza não pode ser nem concebido sem Deus e, a seguir, que, consequentemente, tudo na Natureza, é necessário, Espinosa indaga se haveria coisas contingentes, isto é, "coisas que podem ou não acontecer" e, ademais, se haveria "alguma coisa de que não possamos perguntar por que existe". As duas indagações são respondidas negativamente: o que não tem causa para existir não é contingente, mas impossível; e não há coisa alguma de que não possamos perguntar por que existe, pois o princípio da razão não sofre exceções" (CHAUI, 2016, p. 33).

[19] Adestramento, termo utilizado para explicar o condicionamento e adaptação as normas da organização.

> é nem uma substância nem um simples abstrato de crenças religiosas. Ela é o elemento produzido por uma certa tecnologia do poder sobre o corpo. Ela constitui uma realidade não corporal, nascida de práticas de punição, de vigilância e de adestramento. (JAQUET, 2010, p. 81).

Pensar no adestramento imposto pelo mundo do trabalho é inicialmente compreender e acompanhar esse mundo no qual o trabalho desempenha um papel social e de identidade. Estar empregado significa receber salário, fazer parte, ser protegido. Porém, as empresas necessitam de intervenção, supervisão, fiscalização. O adestramento do trabalhador já se inicia pela farda, ao passar a vestir a camisa da empresa, passa-se a ser o seu parceiro, devendo tratar a todos bem, respeitosamente, pois, caso não o faça, o empregado receberá punição. Entretanto, o real revela-se sobre o prescrito, indicando a sobrecarga de trabalho e a violência psicológica como os principais agravantes à saúde do trabalhador.

> A ciência taylorista da administração foi durante muito tempo o lugar de privação da sensação de ser no mundo do trabalho; foi-o por ter implementado um conjunto de técnicas de gestão despersonalizadas, criadas para aumentar o desempenho objetivo e sustentadas pela ideia de que o corpo do operário é o lugar do depositário de uma alma racional (indústria) remodelada pela racionalização cientifica e valor da implantação das respectivas diretrizes no corpo do operário. Assim, afirma-se a existência de um mito da encarnação, o imaginário industrial [...] esse processo de encarnação da razão cientifica está, portanto, conjuntamente na origem de um processo de desencarnação e de despersonalização do corpo do operário. Esse último processo não contraria de modo algum a manifestação do movimento de corpopriação da ferramenta. Ele diferencia-se, nisto, do princípio de distanciamento do corpo e da máquina e, de modo mais radical, da substituição da vida subjetiva enquanto tal pelo funcionamento objetivo de máquinas, substituição atualmente em curso no mundo do trabalho, com mais preocupantes consequências no plano antropológico. (HAMRAOUI, 2021b, p. 237-238).

A saúde do trabalhador é uma política pública de cuidados com a saúde. Inclusive nas organizações é uma questão ético-política, pois está na memória, está cravado no corpo, está no reino das paixões, como fala Espinosa. Nada é objetivo, tudo é subjetivo. A clínica do trabalho sócio-histórica nos revela que mudou a manifestação histórica, mas a essência ficou, mesmo diante da força da ideologia do trabalho, a ideia de sugar ao máximo, impedindo que o corpo sinta. Dessa forma, a servidão vai aos poucos dessensibilizando o corpo.

Primeiro Grupo da Oficina 1 – O corpo humano da Figura 3 foi nomeado como "Sofrimento no trabalho". Suas ilustrações iniciam por duas cabeças com engrenagens e um rosto bonito, em tom acinzentado, com uma bola de pensamento branca localizada entre os olhos. Uma imagem significativa para o trabalhador que está o tempo inteiro sendo observado e pressionado pela chefia, gestão que devido às normas sociais de convivência deve estar sempre com o rosto bonito disfarçando suas emoções. Logo abaixo, colada no pescoço, está a figura de uma linha de produção de uma fábrica, seguido da imagem de um hospital, e mais abaixo a imagem de férias com a imagem do Rio de Janeiro e o cristo redentor. Na região do ventre temos a figura da marionete, seguindo para os braços, temos no punho do braço direito um pulso forte, com uma manchete escrita poder, e no braço direito temos a figura de um corpo carregando sacolas. Seguindo para a perna esquerda, temos a figura do fantasma da organizações e mais uma na batata da perna, o trabalhador sentado. Seguindo para a perna direita temos no joelho um corredor.

Figura 3 – Grupo 1: Sofrimento no Trabalho

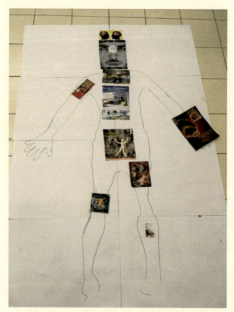

Fonte: coconstrução do grupo

O Gráfico 5, de antecedentes pessoais, apresenta o adoecimento. Quase 40% sem informações, o que é um dado preocupante, e que indica que a grande maioria era saudável, durante muito tempo. Os demais apresentam 10% com problemas de pressão alta, 5% problemas na coluna e diabetes, menos de 5% com transtorno bipolar, TEPT – Transtorno de estresse pós-traumático; tendinite degenerativa, paralisia facial periférica, malária, doenças cardiovasculares, colesterol alto; asma; princípio de acidente vascular cerebral.

Gráfico 5 – Antecedentes pessoais

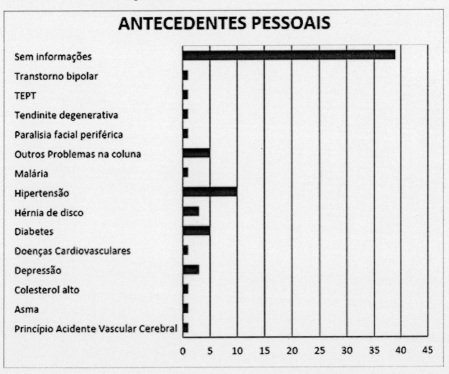

Fonte: a autora

No Gráfico 6, dos antecedentes familiares, quase 30% não apresenta informações; quase 20% apresentam hipertensão, quase 15% diabetes, com quase 10% transtornos mentais não especificados, com ou quase 5% atrofia muscular; bursite; problemas na coluna; cardiopatia; pressão baixa; esquizofrenia; depressão; câncer; autismo; asma; acidente vascular cerebral.

Gráfico 6 – Antecedentes familiares

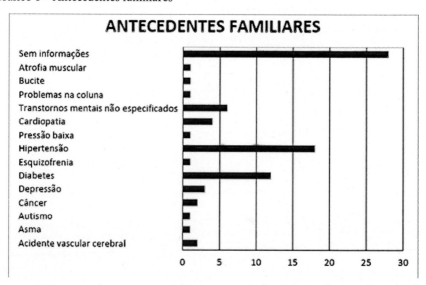

Fonte: a autora

Neste primeiro grupo da Oficina 1 – o sofrimento no trabalho, as ilustrações indicam a sua relação com o corpo, e seus pontos de afetação: a cabeça, a coluna, a lombar, o punho, o ombro, o joelho. Os Gráficos 5 e 6 indicam uma recorrência tanto nos antecedentes familiares quanto nos antecedentes pessoais: o adoecimento no corpo como a bursite, que é no ombro, problemas na coluna, as cardiopatias, pressão baixa, em ambos sendo que a maioria com média de 40% não apresenta informações. No entanto, o adoecimento psíquico indica que nos antecedentes familiares há esquizofrenia, e já nos antecedentes pessoais encontramos o TEPT, transtorno bipolar e depressão. Estabelecer o nexo causal entre o adoecimento pelo trabalho e suas doenças hereditárias é o grande desafio para a perícia. Questionamentos sobre: o que provocou o adoecimento? Quem se beneficia se a empresa ameniza as suas responsabilidades para com a saúde de seus trabalhadores, este é um enorme questionamento, por esse motivo, a historicidade é um ponto de apoio nessa construção. No entanto, a análise da temporalidade depende do histórico de saúde, o que é muitas vezes negligenciado, inclusive pelo próprio acompanhamento da saúde ocupacional.

A Figura 14 ilustra uma publicação feita pelo jornal *a crítica,* em uma quarta-feira, 18 de junho de 2008. O título era: "Hérnia de disco ataca mais de mil motoristas: vítimas estariam se recusando a admitir o mal e empresa ignorando problema". A matéria escrita por Jorge Eduardo Dantas, da equipe *a crítica*, relata sobre o problema silencioso e sinaliza que a culpa é do motorista, que nega o que vem sentindo, não leva em conta as condições do trabalho, as responsabilidades da empresa, seguido dos riscos psicossociais que tanto os assaltos como a sobrecarga de trabalho proporcionam.

Figura 14 – Entrevista jornal *a crítica*

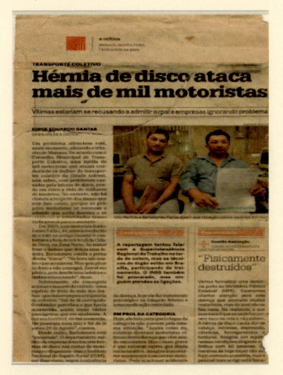

Fonte: coconstrução do grupo

No segundo grupo da Oficina 1, a colagem preencheu todo o corpo humano, deixando livre apenas a ponta dos dedos das mãos. As ilustrações remetiam à floresta, passeios da família, crianças, alegria e felicidade. Apenas o coração não ficou preenchido. Muito simbólico para o grupo que enfrentou muitos desafios até chegar aqui. Os trabalhadores argumentaram que seu objetivo já é seguir em frente, não olhar mais para o sofrimento, apesar de ele ainda ser real, mas encontrar novas alternativas e uma delas é o contato com a natureza, trabalhar no sítio. É importante ressaltar que nestes boa parte continuou com o apoio da família.

Figura 4 – Grupo 2: Natureza

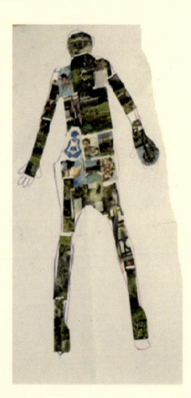

Fonte: coconstrução do grupo

[...] desfrutar daquilo que nós já plantamos e vamos colher hoje, no caso nós trabalhamos anos e anos fomos discriminados mais vencemos, graças a Deus vencemos, e hoje queremos desfrutar daquilo que veio na nossa mente de nos faze através desse desenho aqui é o queremos daqui pra frente, ou seja, uma nova vida, nos espera não sei por quanto tempo e o nosso desejo é daqui pra frente e paz, conosco com nossa família e com os amigos que nos rodeiam na mesma... esquecer aquilo e passar, aquilo passou, temos que viver é o hoje, o amanhã também não nos pertence e não sabemos como vai ser mas o que nós queremos viver é o hoje, e é o que está representando aqui nesse desenho pra nós para este grupo aqui. (Dinis).

Nós botamos aqui porque já passemos por muita situação difícil, a situação deles aí, todos já passamos... então todos já passamos muitas dificuldades na nossa vida!... Como agora nos quer mudar um pouco e pra ter paz um pouco, nós precisa de natureza, nós precisa de relaxar, hoje em dia, pra nós aqui a maioria já tá apo-

> sentado, esse nosso grupo aqui já todo mundo aposentado, nós tamo só descansando agora, [risos] esquecer o passado! O passado pra nós não foi muito bom... Agora nós tamo vivendo a natureza mais que é pra... Esse aí era o nosso objetivo. (Pietro).

A Figura 15 da Oficina 3 ilustra a apresentação da atividade realizada. Expostos na mesa, um ônibus feito de papelão, onde em cima aparece a bandeira do Brasil, nas laterais janelas e figuras de pessoas, famílias, na frente os faróis, o vidro e número 418, a linha de ônibus considerada a mais perigosa. A figura foi nomeada o refúgio da natureza, com várias imagens da natureza, cachoeiras e animais selvagens, representando a floresta amazônica, conforme disse o motorista Felipe.

Figura 15 – Natureza refúgio

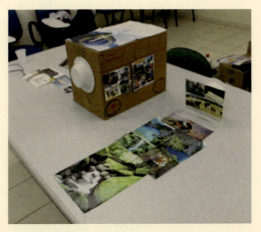

Fonte: coconstrução do grupo

> E aqui atrás... Representa a floresta amazônica, né? Nossa floresta, né? (Felipe).

> Isso. Representando aqui uma fazenda. Justamente um local desse no meio da natureza. É bom pra tirar o estresse do ônibus né? Então isso aqui foi bolado justamente pra isso... É, isso. Sempre. Entendeu? Na saída que é pra justamente desestressar a cabeça. E é um local muito bom. Tem trabalho, mas tira o estresse assim mesmo. E aqui não. Não tem como tirar o estresse né? (Antony).

No terceiro grupo da Oficina 1, o corpo não foi totalmente preenchido. Na cabeça e pescoço foi colada uma ilustração da família perfeita bem estilo anos 50, a esposa com um prato de carne na mão servindo o sogro, o marido ao seu lado sorrindo, os filhos sentados a mesa, no ombro esquerdo um carro preto, da marca Chevrolet; no peito, logo abaixo, a figura de um casal segurando cada um uma melancia, com a seguinte frase: "repense seu estio de vida"; na barriga, a ilustração grande de um bebê, alegre e sorridente; na lombar, à esquerda, a figura de um personagem político, seguindo para o joelho da perna esquerda, onde encontramos a ilustração de uma carreta grande. Esta é a perna que controla a embreagem, na qual, devido ao tempo de serviço, surgem os problemas no joelho. Na perna direita, logo na lombar, encontramos a figura de uma pessoa isolada na janela, seguindo para a coxa, onde temos a imagem de mais um político nas manchetes com uma bandeira vermelha e branca. Na batata da perna temos a foto em preto e branco de uma criança segurando uma garrafa. Ao apresentarem sua atividade, os integrantes estavam em seus lugares, sentados distantes, aparentemente com pouca integração. Em sua argumentação apareceram as dores provocadas pelo trabalho e seu isolamento social, os laços da família parental. Outros trouxeram o sentido do grupo, que se tornou fraternal refletindo em laços de família.

Figura 5 – Grupo 3: Família

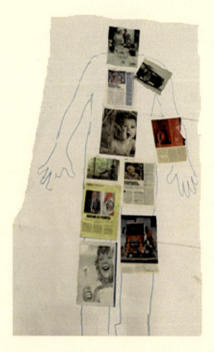

Fonte: coconstrução do grupo

> *A sensação que eu tenho doutora é que desde o começo são dez anos de grupo vou fazer dia 20 de outubro agora eu tenho isso aí eles sabem disso, ainda agora eu me emocionei né mais é verdade, realidade é a minha segunda família que eu encontro aqui eu me sinto bem, outro dia eu falei pra eles que eu não vou me afastar desse grupo, né nos tamo tão perto de formalizar como eu falei ainda agora formalizar a nossa associação a gente vai dá um passo a mais eles sabem disso e o quanto eu luto por essa associação e vou lutar mais.* (Heitor).

A Figura 16 origina-se na Oficina 3. Ela representa a lateral de um ônibus construído de uma caixa de papelão com as janelas desenhadas, com destaque para a janela de emergência, o que é simbólico devido aos muitos assaltos vividos em sua rotina diária. A figura mostra ainda as rodas desenhadas e figuras de grupos de famílias em diversas ocasiões, na piscina, nos jogos olímpicos, na formatura, situações que fazem parte do dia a dia de trabalho dos motoristas, e elas podem ser as mais diversas.

Figura 16 – Família, lazer, esporte

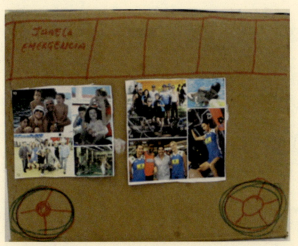

Fonte: coconstrução do grupo

> *Bom, aqui é o seguinte eu coloquei essas figuras aqui que tem a família, no lazer, aqui tem esporte, tem todo o tipo de esporte então eu acho que é saudável pra família e pra nós também, eu acredito que sem esporte, né e sem a família reunida é a base, o teto dele é pra aprender a votar e pensamos na cidadania, né e o nosso ônibus é o 418 nosso reserva e aqui atrás.* (João).

6.3 AFETO E SENTIDO DO TRABALHO

Para os motoristas, os afetos são a sua potência. Os laços construídos entre eles começaram ainda dentro das organizações, uma vez que foram trabalhadores dessa atividade a vida toda, das muitas empresas de ônibus na cidade de Manaus. No entanto, é no grupo de motoristas que o afeto foi consolidado. Na Figura 17 aparecem 12 pessoas, algumas vestidas com camisa polo, camisetas, outros de bermuda e calça comprida, alguns calçando sapatos ou apenas sandálias, mostrando a informalidade dos encontros, e principalmente os abraços compartilhados, com os pacientes segurando suas pastinhas, expressando o sentido de estarem reunidos e totalmente confortáveis no grupo.

Figura 17 – Abraço coletivo

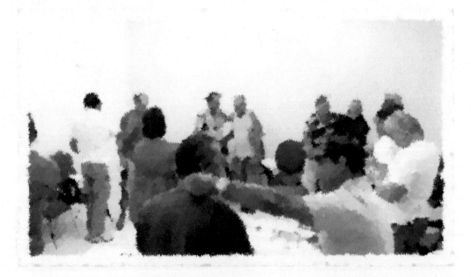

Fonte: a autora

> *É porque assim oh. Tem pessoas que não. Não são todos iguais né? Tem pessoas por exemplo que reagem de forma diferente do que outras. Mas a emoção da gente a mesma porque às vezes eu me emociono com coisa que eu... Vejo assim... no dia a dia.* (João).

O motorista João apresenta a diversidade das emoções, suas singularidades específicas a cada sujeito, a maneira como sentem, enfrentam, percebendo a incapacidade de serem o dono de suas emoções. Para Bove

(2010), o afeto é ao mesmo tempo e indissoluvelmente uma afecção ou modificação do corpo, algo sentido como uma sensação, vivência ou experiência, e uma afecção da alma, uma ideia.

> A natureza afirma absolutamente causar, isto é, "de modo certo e determinado", seu próprio poder em cada uma de suas afecções singulares. Toda determinação é, sob specie *aeternitatis,*[20] a afirmação absoluta da substância em seus afetos, constitutiva dessa essência singular atual e produtiva que Spinoza chama de "conatus". Assim, como prop. 6 da parte III, "toda coisa, na medida em que nela há *de potência*, procura perseverar, em seu ser, isto é, afirmar absolutamente sua existência, ou mesmo expressar plenamente sua causa (ou, na ideia adequada, sua razão). (BOVE, 1996, p. 8-9).

O conatus, para Espinosa, inicia no indivíduo que é solitário, mas é uma abstração da singularidade, uma reunião, uma neutralidade contida pelo desejo. Os motoristas têm algo que os unifica, e são os afetos. Esta é a força de seu desejo. O desejo é certamente produtivo, mas isso só pode ser entendido em seus conteúdos específicos de acordo com a troca que o corpo mantém com o mundo exterior.

> O conatus funciona como um tipo de determinação em última instância mais ou menos eficaz (ou eficiente). E esse esforço só pode ser o de uma real apropriação de si quando, chegado a um certo grau e/ ou a um certo limiar de atualidade da potência, é o intelecto que vem dinamicamente ocupar a posição dominante no sistema disposicional das relações de conexões "de dentro" que concorrem à constituição de das relações de conexões e de forças que constitui então a natureza particular do indivíduo singular. (BOVE, 2010, p. 75).

Potência é poder! No mundo das organizações, o patrão manda, o "colaborador" obedece. O termo colaborador é uma forma de servidão, pois o trabalhador vende a sua força de trabalho, ele não colabora porque é amigo da organização. Porém, o sistema assim o condiciona, ou seja, o mercado se empodera dos afetos para subjugar o trabalhador. No entanto, é a força dos afetos que movimenta o trabalhador durante a sua carreira. É pelos afetos que o trabalhador sente o prazer no trabalho, pela alegria de realizar a atividade da qual gosta, com a qual se identifica. Isso faz com que ele supere os desafios

---

[20] Specie *aeternitatis* – Termo originário do latim, seu significado é eternidade.

impostos pela organização do trabalho, o sentido que o trabalhador atribui à sua atividade, denominado por Espinosa como potência de agir.

> O aumento da potência, segundo Espinosa significa passar da passividade e é experimentada como emoção alegre. A diminuição da potência de agir significa aumento da passividade e da servidão, o que é vivido como emoções tristes (medo, humilhação, ódio) e impede a formação do "comum", o agir coletivo. (SOUZA; SAWAIA, 2016, p. 309).

A psicologia organizacional e do trabalho vem estudando alternativas de potencializar essas ações. Ações estas que norteiam questionamentos sobre como motivar o colaborador, proporcionando: mais treinamentos? Mais benefícios? Mais divisão de lucro? Mais controle dos equipamentos de EPI[21]? Mais controle de cumprimento de metas? A relação causal entre metas, avaliação de desempenho e plano de cargos e salários? Mais pagamentos de hora extra, ou banco de horas? Tudo com resultados extremamente subjetivos. Os motoristas tiveram muitos treinamentos, como relacionamento interpessoal no trabalho, direção defensiva, relações humanas no trabalho, treinamentos que não deram conta do real do seu trabalho. O que pretendemos interpelar agora é que, para se chegar a uma solução do problema, incluindo o risco ocupacional, faz-se necessário compreender a sua essência.

> Chamo de servidão a impotência humana para regular e refrear os afetos. Pois o homem submetido aos afetos não está sob seu próprio comando, mas sob o do caso, a cujo poder está a tal ponto sujeitado que é, muitas vezes, forçado, ainda que perceba o que é melhor para si, a fazer, entretanto, o pior. (SPINOSA, 2020, p. 155).

Na Figura 18 do terceiro grupo da Oficina 1, na cabeça e pescoço foi colada uma figura da família perfeita, característica dos anos 50: a esposa com um prato de carne na mão servindo o sogro, o marido ao seu lado sorrindo, os filhos sentados à mesa, ambos sorrindo felizes. No ombro esquerdo, um carro preto, da marca Chevrolet; no peito, logo abaixo, a figura de um casal segurando cada um uma melancia, com a seguinte frase: "repense seu estilo de vida". A ilustração foi escolhida por Neymar e para essas imagens, seguido da vivência em ter participado da oficina, para ele uma experiência nova, pois ele nunca se imaginou participando de uma atividade como essa em que ele deitou o colega, desenharam, fizeram colagem.

---

[21] EPI – Equipamento de Proteção Individual.

As figuras apresentam significados importantes: a cultura do homem amazonense, o seu lugar de homem, o papel da mulher. Ao mesmo tempo, participar das atividades proporcionou reflexões importantes. A frase do recorte, "repense seu estilo de vida", não foi verbalizada, mas a colagem permitiu que ela fosse dita, uma linguagem diferente, simbolizando mudanças que estão ocorrendo.

Figura 18 – O sentido do grupo

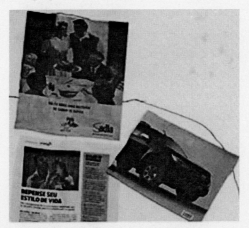

Fonte: coconstrução do grupo

> *Pra nós aqui creio eu, foi mais uma experiência que a gente aprende na vida, na nossa vida, no dia a dia, cada dia você aprende uma coisa diferente, eu nunca imaginei que a gente ia passar por essa situação, e agora nesse momento e hoje nós passamos, né deitamos o colega e fizemos o desenho dele e nós preenchemos essa série de fotografias aí, pra nós eu chamo de informação e nos sentimos criança, foi tão bom....* (Neymar).

O sentido do trabalho atribuído pelos motoristas está expresso nas lembranças atemporais da atividade, inspirados por suas afetações, como nos fala Espinosa. Os afetos alegres e tristes configuram a saudade que sentem do trabalho, mesmo com as lembranças tristes provocadas pela organização do trabalho e pelas empresas em que fizeram parte do quadro de colaboradores, responsáveis pelo sofrimento ao qual estão passando e sobrevivendo. Apesar de terem as lembranças tristes, as lembranças alegres ainda estão lá, o apego, o sentido e a identidade são expressos na fala, nas colagens, e configuram as dimensões a serem exploradas e potencializadas.

> O sentido de uma palavra é a soma de todos os fatos psicológicos que ele desperta em nossa consciência. Assim, o sentido é sempre uma formação dinâmica, fluida, complexa, que tem várias zonas de estabilidade variada. O significado é apenas uma dessas zonas do sentido que a palavra adquire no contexto de algum discurso e, ademais, uma zona mais estável, uniforme e exata... o significado ao contrário, é um ponto imóvel e imutável que permanece estável em todas as mudanças de sentido da palavra em diferentes contextos [...]. O sentido real de uma palavra é inconstante. Em uma operação ela aparece com um sentido, em outra, adquire outra. (VIGOTSKI, 2009, p. 465).

Percebemos que a aplicação das técnicas de dinâmica de grupo possibilitou a interação entre os motoristas, possibilitando que se sentissem confortáveis, fortalecidos por uma relação de confiança entre os pares, permitindo que a atividade ganhasse vida por meio de suas figuras e palavras, revelando e dando sentido aos seus sentidos do trabalho.

> A linguagem interior é uma função absolutamente específica, independente, autônoma e original da linguagem exterior. Por isto estamos autorizados a considerá-la um plano interior específico do pensamento verbal, que medeia a relação dinâmica entre pensamento e palavra. Depois de tudo o que foi dito sobre a natureza da linguagem interior, sobre a estrutura e função, não resta nenhuma dúvida de que a passagem da linguagem interior para a exterior não é uma tradução direta de uma linguagem para outra, não é uma simples incorporação do aspecto sonoro ao aspecto silencioso da fala, não é uma simples vocalização da linguagem interior mas a reestruturação da linguagem, a transformação de uma sintaxe absoluta original, da estrutura semântica e sonora da linguagem interior em outras formas estruturais inerentes à linguagem exterior. (VIGOTSKI, 2009, p. 473-474).

A Imagem 8, escolhida pelo motorista Hector, ilustra um ônibus urbano, com o motorista trabalhando como cobrador. Ele está dando troco à passageira que está logo à sua frente, com o sorriso no rosto. Para Hector, seu trabalho era prazeroso, ele gostava de trabalhar como motorista, imaginava-se velhinho na direção, mesmo enfrentando as dificuldades, como engarrafamento diariamente nos horários de pico, ouvindo dos passageiros os maiores desaforos, os cuidados que só a sua inteligência prática, ou seja, a sua experiência, lhe permitia trafegar com segurança. Observamos, então, que a saudade, além de uma lembrança atemporal da atividade, é uma afetação positiva, como Espinosa defende.

Imagem 8 – Foto de um motorista também exercendo função de cobrador (escolhida pelo motorista Hector)

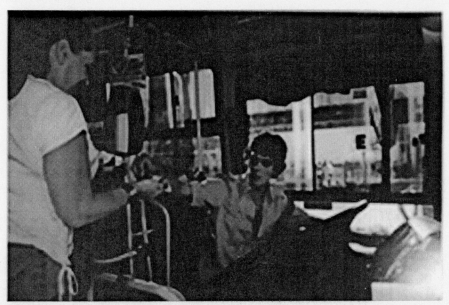

Fonte: coconstrução do grupo

Eu escolhi aqui, essa parte aqui, deu mais é saudade, eu gostava de trabalhar como motorista de ônibus e pensava até em ficar velhinho dirigindo, só que o problema me tirou do sistema, entendeu? Eu comecei com 21 ano de idade, naquela época foi difícil porque ninguém queria aceitar por conta da idade mas eu consegui em 87 trabalhando na remo no distrito industrial e como o colega falou ainda agora ali sobre o ônibus lotado naquele tempo era só lotado com risco de ir pendurado na porta e naquele tempo o motorista de ônibus era respeitado entendeu, e o pessoal não xingava o motorista de ônibus naquela época pelo medo, porque ele tava preparado qualquer coisa ele podia agir, então eles não atacavam muito, e devido à demora o ônibus andava lotado, com gente dependurado na porta e o distrito industrial era daquele jeito. No retorno, quantas vezes teve que fazer aquela volta pra entrar na buriti, de primeira devagarzinho porque os ônibus ficava torto quando ele tava lotado, e esfregava a costela dele no asfalto, e muita das vezes a rádio patrulha daquele tempo, parava pra botar o pessoal pra dentro, eles mesmo tinham trabalho de colocar todo mundo pra dentro... e eu sinto saudade do ônibus, se não fosse a doença até hoje estava, e eu pensava que ia ficar velhinho dirigindo ônibus ainda, eu gosto, eu gosto, desde de pequeno a minha vontade era ser motorista de ônibus e consegui e gostava demais, por isso tenho saudade e escolhi essa aqui. (Hector).

A Figura 19 da Oficina 3, intitulada ônibus da linha 418, ilustra a frente do ônibus feito de uma caixa de papelão, desenhado o número da linha 418 e os faróis, colado um prato de plástico simbolizando o grande vidro da frente no veículo. Para João, esta é a linha mais problemática, pois ela circula entre nove ou dez bairros e carrega muitas pessoas.

Figura 19 – Ônibus Linha 418

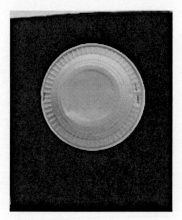

Fonte: coconstrução do grupo

Não, a minha contribuição é o seguinte. Que eu acho que o seguinte. Eu acho que a ideia do coletivo. O coletivo. O transporte coletivo ele carrega muita gente né? E a população em massa bem dizer (inaudível) um bairro, uma cidade, um negócio ou outro. Agora a única criatividade que nós achamos foi nessa parte aqui. Simbolizando essa linha aqui '418'. Porque é uma linha que dá muitos problemas. Carrega muita gente. Anda em quase... Ela vai em nove ou dez bairros. E dá muito problema. E diante da nossa trajetória... nós optamos pelo ônibus porque é nosso dia a dia... Nossa vida e uma das circunstâncias de nós estarmos aqui. (João).

A validação das oficinas ocorreu na Oficina 4. Nesta, o vídeo foi editado, possibilitando aos motoristas que assistissem a suas atividades. A escolha da aproximação com a técnica de autoconfrontação de Clot foi inicialmente devido às vivências pela clínica do trabalho, seguido da observação participante sobre o funcionamento do grupo, uma atividade de pré-pesquisa que instigou a compreender mais sobre as emoções e os afetos ali implicados. "É pela mediação das emoções cujo papel dinamogênico no comportamento humano foi enfatizado por Vygotsky que se forma a ação mental" (CLOT, 2006, p. 32).

A devolutiva ocorreu em uma quinta feira dia de encontro do grupo, onde portaram-se de forma tranquila. Os vídeos despertaram muitas emoções, principalmente para quem estava participando pela primeira vez, pois eles revelaram a potência da técnica, e ajudaram alguns a refletirem sobre suas falas, sobre o tempo de trabalho e suas relações.

> [...] trata-se de uma atividade em si em que o trabalhador descreve sua situação de trabalho para o pesquisador. Faz-se a prova do poder de um tal fenômeno justamente quando se pratica uma autoconfrontação cruzada, isto é, quando se reforma a análise em comum da mesma gravação em vídeo com um outro especialista do domínio (campo), um colega de trabalho com o mesmo nível de especialização, por exemplo, a mudança de destinatário de análise modifica a análise. (CLOT, 2006, p. 135).

Durante a devolutiva, observamos que os motoristas se reconheceram. Em outras pesquisas, quando a fazemos, o trabalhador reconhece e aceita o relatório escrito apresentado, ficando com a esperança de que sua fala seja ouvida e conduzida até a chefia, na expectativa de mudanças, entretanto, com essa técnica, aplicada em um grupo, cuja realidade não lhe pertencem mais, apenas as lembranças atemporais da atividade, o ato de assistir-se representou um autorreconhecimento de sua ação. Segundo Clot (2006), a ação se forma a partir da atividade, em meio à complexidade de situações que as envolvem.

> [...] porque é seguinte, esse vídeo eu assisti eu nem lembrava, mas as minhas colocações eu tenho certeza foram legais, e me vê foi legal, porque eu participei né do grupo, e coloquei a minha opinião, todo mundo ficou vendo. (Péricles)

> [...] olhe naquele dia eu não estava bem, a senhora viu, foi lá falar comigo, mexeu muito sabe, aí eu fui numa psicóloga particular, se eu tivesse dinheiro eu ia pagar mais! E aí me vendo agora eu lembro de tudo, mas tô mais calmo. Se vê agora fez, bem dá coragem! (Mário)

Sabemos que na teoria do reconhecimento no trabalho existem várias correntes teóricas. Segundo Dejours (2012a), o autorreconhecimento não é possível, pois o reconhecimento só é possível a partir do olhar do outro. Entretanto, serão necessárias mais pesquisas para chegarmos de fato a uma conclusão. Até lá, seguimos questionando: o autorreconhecimento no trabalho é possível? Como ocorre o autorreconhecimento do trabalho? Ao mesmo tempo, como pode ser autorreconhecimento, se no grupo os trabalhadores se reconheceram e foram reconhecidos pelos pares? Consideramos esta mais uma potência do grupo, em sua capacidade de afetar e ser afetado.

> O sofrimento deles revela o processo de exclusão afetando o corpo a alma, com muito sofrimento, sendo o maior deles o descrédito social, que os atormenta mais que a fome. O brado angustiante do "eu quero ser gente" perpassa o subtexto de todos os discursos. E ele não é apenas o desejo de igualar-se, mas de distinguir-se e ser reconhecido. (SAWAIA, 2014a, p. 116).

A Figura 20 ilustra o momento em que os motoristas estão assistindo ao filme que apresenta as suas atividades realizadas durante as oficinas. Ela mostra 8 motoristas sentados com suas pastinhas sobre a mesa, alguns de camisas polo e outros bermuda e calça jeans, calçando sapatos e sandálias, refletindo a informalidade e suas posturas indicando interesse em se assistir.

Figura 20 – Grupo assistindo ao vídeo

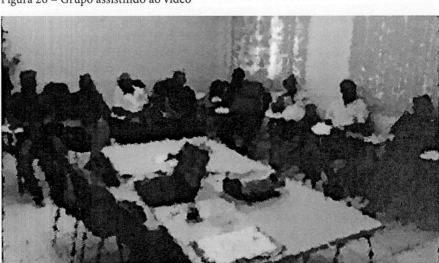

Fonte: a autora

A AMOPCAD – ASSOCIAÇÃO DOS MOTORISTAS DE ÔNIBUS E PROFISSIONAIS DA CATEGORIA AFASTADOS POR DOENÇAS RELACIONADAS AO TRABALHO

A AMOPCAD – Associação dos motoristas de ônibus e profissionais da categoria afastados por doenças relacionadas ao trabalho –, seu lema de luta é "Sim à PREVENÇÃO a não à incapacidade laborativa. Não escolhemos o adoecimento, mas dizemos SIM ao tratamento: HUMANIZADO, ACOLHEDOR E LIVRE DE DISCRIMEINAÇÃO". O panfleto da associação é explicativo com informações sobre quem são; quem pode fazer parte; dados de contato, como o e-mail: assoc.motoristainativos@gmail.com e CNPJ: 33.400.130/0001-70.

O objetivo da associação é poder ajudar os colegas de trabalho e contribuir com a melhoria da qualidade de vida no trabalho, sejam os afastados orientando sobre seus direitos e tratamento, sejam os que estão trabalhando doentes e não querem se afastar, uma reação de negação ao adoecimento, muito comum em todas as classes de trabalhadores.

A historicidade mostra que este é um grupo constituído há mais de 10 anos, sua história foi contada no Capítulo 4 – Trabalhador Manauara, e sua organização do trabalho enquanto motorista de ônibus urbano foi dialogada no Capítulo 5 – O Sofrimento no e pelo Trabalho. Entretanto, essas são lembranças atemporais da atividade, pois a realidade indica que existe uma organização de trabalho, mas não no sentido formal, e sim no sentido do cuidado com a saúde. Dessa forma, sua organização de trabalho contempla não apenas o objetivo de reivindicar direitos e ajudar os colegas a compreender o seu adoecimento, mas a partir de suas queixas individuais, aliados ao apoio psicoterapêutico que foram recebendo ao longo dos anos e principalmente no CEREST, onde protagonizaram a sua autonomia, fortalecendo seus laços e passando a trabalharem como coletivo. Nesse sentido, consideramos que a sua organização do trabalho por não ser uma atividade formal constitui-se em uma organização de defesa do trabalhador.

Dessa maneira, este grupo de motoristas se organizou enquanto associação. Nela existe o presidente, o secretário, o tesoureiro, reúnem-se a cada 15 dias, falam sobre o funcionamento do grupo, marcam os dias de encontros, registram os presentes, os faltosos, adoecidos, realizam visitas domiciliares aos colegas, tem grupo no "WhatsApp", tem arquivos com telefones e dados organizados na associação, registros fotográficos, os integrantes pagam uma taxa, cujo objetivo é pagar os tributos e auxiliar os motoristas, como as confraternizações etc. Participam de eventos, seminários, reuniões enquanto categoria, grupos de saúde mental, realizam reuniões coletivas, como churrasco na casa de amigos, vão juntos beber no bar, local onde já se reuniram diversas vezes em meio aos muitos dias dolorosos pelos quais já passaram, visitam suas famílias, alguns, após o divórcio, estão solitários, sem a companhia delas, outros reconstruíram suas famílias e outros ainda são as mesmas famílias. No entanto, observa-se que essas famílias atuais e sobreviventes são as cuidadoras e acolhedoras de seu tratamento, quando elas se desfazem, os irmãos assumem ou ficam solitários.

> [...] bem a gente vem tentando fazer, com que os colegas que tão trabalhando, por é o seguinte, tem colegas nossos que trabalhando doente, então é o seguinte ele não quer é se afastar, do trabalho porque ele vai ficar abandonado então eu tenho certeza que a associação na hora que ela começar a funcionar realmente, nós vamos ajudar muita gente, e muitos motoristas que nós vamos, nosso foco é o profissional, motorista de ônibus no caso, né, então eu acho que vai melhorar muito, então eu acho que vai melhorar muito a qualidade de vida deles do trabalho e tal, a conscientização e tal, os direitos e também porque muitos não sabem nem o que tem direito. (Pedro).

A Imagem 12, escolhida pelo motorista Heitor, ilustra um quadro escuro e ao centro estão quatro bonecos representando pessoas, cada um segurando uma peça do quebra-cabeça, sendo que um deles está colocando a última, para completá-la. Em sua fala ele relata ser o último e enfatiza o desejo de colocar a associação para funcionar.

Imagem 12 – Quebra-cabeça (escolhida pelo motorista Heitor)

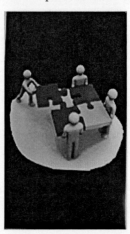

Fonte: coconstrução do grupo

> [...] *sou o último – isso aqui significa tão tentando montar a última pedra aqui do quebra cabeça e o que nós tamos tentando fazer é encaixar nesse que cabeça, são dez nos de grupo e a gente tá tentando encaixar aqui e ainda não conseguiu mas com a graça de Deus com certeza a gente vai conseguir é a sensação que eu tenho do nosso trabalho todos nós passamos e vamos conseguir encaixar a última peça que é a nossa associação ter mais força.* (Heitor).

Os desafios de fazer a associação funcionar são muitos, pois até a própria compreensão do sentido da associação para muitos ainda é nebulosa, isso devido à própria compreensão de que ser adoecido leva tempo e o grupo tem uma movimentação livre, juntamente com o tempo de melhora no quadro de saúde de cada um, que é relativo, porém a potência está aí, na perspectiva da transformação social, já que ela produz uma mudança social de significados, com novas referências (significados). Ela produz e permite a produção de novos sentidos. Mas para haver transformação é preciso que os sentidos desafiem a norma (significados), o que só aconteceu quando os participantes protagonizaram a autonomia que o CEREST proporcionou, enfatizando a complexidade que esta ação envolve.

> Se convocamos para entender a primeira definição o princípio da causalidade, a segunda definição de Ética envolve um princípio de contradição que só será afirmado explicitamente na proposição 3 de E IV; na natureza da natureza, a contradição é o signo da existência modal: "A força com que o homem persevera na existência é limitada e infinitamente superada pelo poder das causas externas". O conatus de qualquer coisa que envolva uma afirmação pura. esta coisa só pode ser destruída (em sua constituição extrínseca) por uma causa externa. Por definição, "coisas [...] de natureza contrária, [...] não podem estar no mesmo sujeito, na medida em que uma pode destruir a outra", mas, ao contrário, todas as coisas são, em essência, "oposto (opponitur) a qualquer coisa que possa tirar sua existência; e assim, tanto quanto ela pode e enquanto ele está nela, ela se esforça para perseverar em seu ser". e essa perseverança, na própria contradição, é o processo constitutivo de uma individualidade de "natureza superior em vigor" capaz de resistir. (BOVE, 1996, p. 13).

Portanto, diante dos fatos apresentados, compreendemos a potência dos afetos e sua capacidade em afetar e ser afetado. Bendassolli e Godin (2014b) escreveram um artigo teórico sobre os significados, sentidos e a função psicológica do trabalho. Nele os autores abrem uma discussão importante abordando a tríade conceitual entre os conceitos. Não pretendemos discorrer se concordamos ou não com suas definições. Nesse ínterim, ao divagar em seu artigo, eles abordam os desafios metodológicos em pesquisar sobre o sentido e o significado. Entretanto, na sócio-histórica (BOCK, 2007; GONÇALVES, 2007), sentidos e significados são compreendidos como a mesma totalidade, preservando suas singularidades e características, relacionando-se dialeticamente, um como o outro. Dessa forma, destacamos a importância dos afetos na reelaboração de sentidos dos sujeitos e uma nova significação do mundo do trabalho. Nessa relação de parceria e solidariedade de classe que o grupo apresenta, desvendando caminhos condutores tanto à superação como na assimilação do estranhamento.

CONSIDERAÇÕES FINAIS

Vai um canoeiro, nos braços do rio
Velho canoeiro, vai, já vai canoeiro

Vai um canoeiro, no murmúrio do rio
No silêncio da mata, vai, já vai canoeiro

Já vai canoeiro, nas curvas que o remo dá, já vai canoeiro
Já vai canoeiro, no remanso da travessia, já vai canoeiro

Enfrenta o banzeiro nas ondas dos rios
E das correntezas vai o desafio, já vai canoeiro

Da tua canoa, o teu pensamento
Apenas chegar, apenas partir, já vai canoeiro

Teu corpo cansado de grandes viagens
Já vai canoeiro

Tuas mãos calejadas do remo a remar
Já vai canoeiro

De tua viagem de tantas remadas
Já vai canoeiro

O porto distante
O teu descansar

Eu sou, eu sou
Sou, sou, sou, sou canoeiro
Canoeiro, vai!
("Saga de Um Canoeiro", Ronaldo Barbosa)

A música "saga de um canoeiro" é de autoria do dentista Ronaldo Barbosa, um habitante da cidade de Parintins, local onde se realiza anualmente, nos dias 28, 29 e 30 de junho, o famoso Festival do Boi de Parintins. Em seu trabalho como dentista, Ronaldo atende tanto aos ribeirinhos como às tribos indígenas, e seu intérprete predileto foi Arlindo Junior, cantor puxador das toadas do boi caprichoso, falecido em 2019, tendo embalado a torcida com essa canção durante muitos anos nos festivais. Fazemos uma analogia da música com a atividade dos motoristas, visto que, como muitos são amazonenses, nascidos no interior do estado, essa também é sua realidade.

A canoa é um barco pequeno feito do tronco das árvores e, dependendo de seu tamanho, cabem nela poucas pessoas. No ônibus, apesar de caberem muitas, é apenas o motorista e seu volante. Não obstante, em sua atividade a realidade de trabalho não tem a mesma tranquilidade que a calmaria trazida pelo silêncio da mata. Após anos de trabalho, e agora como pacientes adoecidos, apesar de sentirem saudades de seu trabalho, alguns encontraram na natureza seu refúgio. Esse canoeiro é o motorista condutor do ônibus pelas ruas e avenidas engarrafadas da cidade de Manaus. O trabalhador tem nos rios seu trajeto, e o segue conforme o remanso da travessia, observando os braços do rio, seguindo as curvas que o rio dá, percorrendo as ruas da "cidade de pedra", construídas de costas para o Rio Amazonas. Ainda assim, em seu pensamento, ao controlar o veículo estão apenas: o partir e o chegar, sentindo no corpo o cansaço do dia de trabalho e as marcas deixadas pelo tempo. No entanto, na frase "eu sou canoeiro", ele se identifica com o "caboclo, o índio, o manauara", e já o motorista se reconhece como trabalhador, reafirmando a sua identidade com o trabalho.

Iniciamos nossas considerações refletindo sobre este trabalhador e sua relação com a dimensão subjetiva da realidade implicadas pelo adoecimento dos trabalhadores. Os resultados alcançados nesta obra foram organizados conforme os núcleos de significação, concentrando os resultados em três categorias principais: trabalhador manauara, o sofrimento no e pelo trabalho e afeto e trabalho. Enquanto isso, apresentamos pontuações na importância de aprofundarmos futuramente.

A transdisciplinaridade permitiu que por meio do aporte teórico da sócio-histórica fosse possível compreender a complexidade em que está envolta o sujeito neoliberal. Todavia, este foi sendo desvelado à medida que se desenvolvia sua práxis, enquanto pesquisador e clínico do trabalho. Fez-se necessária sua articulação teórica a psicodinâmica do trabalho, articulando com a psicossociologia, desvelando a potência da historicidade enquanto categoria analítica fundamental no desnudar histórico do processo de saúde-doença do trabalhador.

Refletir sobre o sujeito neoliberal nos apresenta um questionamento importante: como proporcionar acolhimento e estratégias capazes de possibilitar reflexões potencializadoras de uma transformação social se não olharmos diretamente para o que a historicidade apresenta sobre a realidade do trabalhador? Partindo dessa ideia, sem infligir as correntes epistemológicas, mas respeitando-as, permitindo que a interdisciplinaridade possibilite a construção de novos caminhos frente à realidade.

A categoria historicidade não é apenas o contar histórias, mas fazê-las de forma crítica, contribuindo na construção de seu diagnóstico preciso e potente, auxiliando tanto o profissional da saúde como o próprio trabalhador,

SAÚDE E AFETOS NO TRABALHO: CONSTRUÇÕES DA PRÁTICA CLÍNICA E SUBJETIVIDADE

que agora é o paciente, a diligenciar a sua realidade, implicadas na subjetividade, no corpo, na atividade, configurando a dimensão subjetiva da realidade.

Durante os estudos desta obra observamos que o CEREST-AM desempenhou um papel fundamental referente aos processos de saúde-doença, prevenção e cuidado, devido à parceria com a universidade, mobilizados pela articulação em seus fundamentos, que consistem na tríade ensino-pesquisa e extensão. Isso proporcionou o desenvolvimento de profissionais capacitados a identificar as queixas relativas ao trabalho, e aos seus usuários, mediante um espaço de acolhida e cuidado, ao trabalhador que ali procura atendimento, fortalecendo as relações de afeto e potência de ação. A atividade desempenhada no CEREST-AM aponta a importância da atividade interdisciplinar no desenrolar desse processo, pois é devido à composição de sua equipe multiprofissional que permitiu fomentar a evolução e o avanço na construção da autonomia e sua potência de agir no grupo de motoristas.

Dentre os muitos levantamentos, apresentamos a centralidade do trabalho, um tema que já foi bastante discutido na comunidade científica, mas que aqui se revela como potência dos afetos, e sua amplitude na reelaboração de sentidos e significados. A clínica do trabalho realizada seguindo os pressupostos da psicodinâmica do trabalho foi a primeira escuta com os motoristas. Nela podemos observar pontos importantes que alimentaram a construção da metodologia. Os dados encontrados indicaram uma forte relação entre o adoecimento e suas categorias, principalmente o sofrimento e a OT, influenciando nos processos de saúde e doença do trabalhador, apresentando potentes indicadores ligados ao adoecimento no trabalho.

A metodologia foi construída a partir da práxis e do amadurecimento enquanto pesquisadores. A escolha pela pesquisa ação possibilitou a utilização de estratégias, como os dados da clínica do trabalho, visita a algumas residências, e coleta dos dados socioeconômicos registrados no CEREST-AM, permitindo uma aproximação com a realidade relatada pelo grupo. Durante a aplicação das oficinas percebemos sua potência de ação, intentando pelas manobras utilizadas, nas dinâmicas de grupo como importante técnica de dessensibilização e mobilização, fundamentais ao alcance dos objetivos na pesquisa, favorecendo os laços de confiança e afeto do grupo.

As oficinas possibilitaram uma coconstrução entre os participantes, que durante todo o processo de criação foram desvelando as marcas cravadas em seu corpo, atribuindo-lhes sentido e significado. Na quarta oficina, a devolutiva permitiu que os participantes assistissem às oficinas anteriores independentemente de sua participação, possibilitando ao grupo poder de agir, permitindo-lhes se posicionar validando ou invalidando a sua própria fala, reforçando a relação de troca na pesquisa-ação. No entanto, durante esse processo, para os motoristas desponta um fenômeno do reconhecimento, já que a potência do grupo é espelhar-se na fala do outro, potencializando a sua fala, ou seja, a fala de um alimenta a escuta do outro. Dessa forma, temos quem se autorreconhece, pois está se assistindo, como também quem se reconhece a partir da fala do outro, como um espelho. Porém, ainda se faz necessário mais pesquisas para o amadurecimento desse conceito.

Partindo da compreensão de que se faz necessário olhar a realidade, compreendendo esse sujeito neoliberal, contemporâneo, que chega em nossa porta solicitando acolhida, amparo e ajuda, assumimos o compromisso com a sócio-histórica de desnudar a realidade em busca de caminhos capazes de apresentar alternativas que incorporem a aparência em busca da essência. Em virtude destes resultados e da necessidade de construir uma clínica do trabalho sócio-histórica, seu funcionamento estrutura-se respeitando algumas etapas: a demanda; a mediação; e a devolutiva. Entre os integrantes, é importante o pesquisador ou clínico, e o coletivo de pesquisadores, que participa ativamente de todo o processo.

Os processos são divididos em etapas, a primeira corresponde à análise da demanda solicitada anteriormente, logo, partindo da realidade a ser estudada e diante da necessidade de mediação, articula-se os instrumentos de aplicação, na construção das estratégias de intervenção.

A segunda é a mediação, nela buscam-se estratégias para atender a demanda. É importante ressaltar o cuidado com a "escuta viciada", que impossibilita o profissional de compreender o que está velado pelo paciente, de maneira que o objetivo da clínica é, de forma dialética, possibilitar espaços de aproximação com os sujeitos, desvendando o não dito. A devolutiva é uma etapa importante, pois mobiliza nos participantes sua potência de agir. Esta é uma clínica aberta a análises e espaços de construção, tendo nos núcleos de significação como análise.

A lembrança atemporal da atividade apresenta-se nos resultados mediante a observação participante, mediante suas pastinhas, repletas de laudos, exames e medicação. Seus relatos evidenciavam sempre uma lembrança da atividade realizada durante anos, repletas de lembranças embaladas pela saudade do trabalho, manifestando sentidos antagônicos, ora de sofrimento, ora de prazer na atividade. Para este grupo de motoristas, seu trabalho como motorista é apenas uma lembrança da atividade que executaram durante anos, a estas lembranças denominamos lembranças atemporais da atividade, seus relatos são repletos de inteligência prática, seguidos do sofrimento ocasionado pela organização do trabalho.

O estranhamento é uma categoria analítica importante, pois desvela que para os motoristas o objeto estranhado é a atividade seguido da incompreensão de sua própria realidade, o trabalhador agora é um paciente, dependente, diante de sua realidade transformada, impossibilitando-o de compreender. É importante assimilarmos que existe uma diferença ao conceito sobre a inteligência prática que Dejours (2012a) defende, e nós concordamos, como sendo o saber fazer da atividade, o que só é adquirido com o tempo e experiência. No entretanto, também o é diferente de seu conceito sobre o real do trabalho, diante do hiato existente entre o trabalho prescrito e a atividade de fato realizada. A grande questão é que no estranhamento amplia-se para a realidade não a fragmentando, nem mesmo simplificando sua relação complexa sobre o trabalho e a dimensão subjetiva da realidade.

Para a psicodinâmica do trabalho, a organização do trabalho é uma categoria fundamental, em sua assimilação existe uma atividade a ser cumprida, porém, lhe é impossível prever toda sua extensão e complexidade, expressando assim o hiato entre a atividade prescrita e o real da atividade, deparavam-se diariamente e diretamente com os imprevistos ocasionados, acrescido de sua relação com os pares, fossem colegas de trabalho, como o contato diário e direto com os passageiros. Todavia, a realidade que se revela aos motoristas parte de suas lembranças atemporais da atividade, inclusive as dificuldades com o tráfego da cidade de Manaus.

A organização do trabalho não é uma categoria exclusiva da psicodinâmica do trabalho, porém sua funcionalidade está em determinar a atividade a ser realizada pelo trabalhador, correlacionando sua potência como agente norteador dos processos de saúde/doença ao trabalhador. Sem embargo, concordamos, e ainda assim contribuímos, com seu papel de exclusividade e especificidade a cada empresa à qual pertence a sua organização do trabalho, seguido de sua preocupante influência à saúde do trabalhador. Um questionamento importante que abrimos para discussão é: quais as diferenças atualmente existentes na organização do trabalho da atividade de motorista entre as empresas de ônibus existentes na cidade de Manaus?

É importante compreendermos que a organização do trabalho é especifica a cada organização e que ela não pode ser generalizada, pois cada empresa tem suas características e identidade própria. Dessa forma, enfatizamos que a saúde é uma questão ético-política, portanto a atividade do trabalhador deve ser encarada não apenas como o trabalho, mas correspondente aos desígnios solicitados na tarefa pela organização, percebendo a dinâmica relação com os pares e seus potenciais riscos à saúde do trabalhador.

Ressaltamos ainda o papel da saúde ocupacional e suas diretrizes nessas ações de prevenção, em que subentendemos que diante do controle ocupacional empregado é possível mapear de forma mais eficaz indicativos e ações na prevenção de riscos à saúde do trabalhador, evitando sua precarização em função da sua atividade no trabalho.

A expressão "sofrimento no e pelo trabalho" esclarece que o trabalhador adoece no trabalho influenciados pelas relações de sobrecarga e suas condições de trabalho, implicados pela organização do trabalho. Entretanto, a expressão "sofrimento pelo trabalho" corresponde aos impactos provocados em virtude do adoecimento ocasionado ao trabalhador, ou seja, as mudanças as quais teve que enfrentar em virtude de seu adoecimento.

Inicialmente, o sofrimento se desvela como uma lembrança atemporal da atividade, porém, ainda assim, mobilizadora de afeto, neste caso, despertando paixões tristes. Observamos que eles são provenientes da organização do trabalho, tendo em vista a amplitude de seu espaço de trabalho e as relações que incumbem a violência psicológica sofrida, seja pelos pares, pela gestão, ou os passageiros, contudo, em decorrência dos assaltos, incluímos a violência física, acrescido de sua reincidência perversa e suas marcas profundas.

Os resultados expressos durante as oficinas ressaltam a potência da coprodução dos participantes, apresentando o sentido e significado à categoria sofrimento, encontramos a relação do sofrimento com a gestão externando pelas ameaças de punição. A exteriorização do sofrimento por meio de suas figuras e imagens desvelando sua potência nas técnicas expressa os pontos de afetação do corpo, como a mente, o pulso, a coluna, a lombar, as pernas, em especial a perna direita, como as pressões e sobrecargas vivenciadas pela gestão.

Na categoria sofrimento e o assalto temos as inferências implicadas pela violência empregada aos motoristas, tanto física como psicológica. Concordamos que apesar de o assalto ser em uma via pública, apresentando uma implicação social de demanda pública, ela pertence e faz parte do espaço de trabalho, dessa forma, a violência sobreposta nos assaltos

SAÚDE E AFETOS NO TRABALHO: CONSTRUÇÕES DA PRÁTICA CLÍNICA E SUBJETIVIDADE

é diretamente implicada com a organização do trabalho, por ocorrerem dentro do ônibus, durante seu horário de trabalho. Entretanto, diante desse infortúnio, as empresas devem promover acolhimento e cuidado a seus trabalhadores, como, ainda, é responsabilidade do poder público garantir sua segurança. Nesse ínterim, o trabalhador vai absorvendo e cravando no corpo as marcas de sua realidade, como estratégia defensiva, ele nega toda a violência sofrida e o seu medo por ela. Esse comportamento é amparado pelos papéis sociais, principalmente pela masculinidade impregnada, compartilhados pela convivência em sociedade. Resistindo a essa dura realidade, cabe ao trabalhador utilizar como estratégia de defesa a negação do sofrimento, até o momento em que seu corpo não aguenta mais, levando-o à exaustão.

Devido a esse impasse sobre de quem é a responsabilidade e o que fazer com ela, algumas propostas estão sendo discutidas, como abolir o pagamento mediante o recebimento de dinheiro nos ônibus. Nesse meio tempo, são estudados tanto os desafios como os impactos econômicos pela diminuição dos postos de trabalho, e os cobradores vão perder o emprego, bem como as pessoas que não têm carteirinha vão pagar. Os turistas, por exemplo. São questões que dependem com urgência de estudo, cautela e vontade política.

O sofrimento com o INSS revela o resultado da negação da realidade pelo trabalhador, evidenciando quando suas defesas chegam à sua exaustão e seu corpo não aguenta mais. Os dados da CAT seguidos pelo afastamento do trabalho são importantes indicadores e sinalizadores para as ações de vigilância, controle e prevenção à saúde do trabalhador. Entretanto, ao se deparar com a realidade do INSS, o trabalhador encara uma nova dinâmica. Nesta ele é o paciente, que vive uma verdadeira "odisseia", frente as dificuldades como o agendamento, além da sensação de desconfiança proveniente, negação do sofrimento por conta dos pares, seja o médico perito do INSS ou os colegas dentro da organização.

A esta realidade o sofrimento se revela expondo suas marcas cravadas no corpo. A saúde é, portanto, um sofrimento ético-político, está na memória, na dimensão subjetiva da realidade desses trabalhadores, tanto os já adoecidos como os que podem eventualmente chegarem a sê-lo. Os resultados indicam que os afetos são um caminho potente na reestruturação dos sentidos e restabelecimento da saúde, visto que inicialmente sua potência vem dos anos de trabalho pela atividade, seguido do relacionamento que foi sendo construído ao longo do tempo.

À frente dessa dinâmica de sofrimento, compreendendo como a relação de afetar e ser afetado impacta na identidade do trabalhador, o que é diferente de apenas identificar-se com a atividade, porém, envolve a relação do gostar da atividade. Identificar-se e ser profundamente comprometido com o trabalho, esta é a identidade que se afetada, afeta profundamente a saúde do trabalhador. Porém, ainda precisamos aprofundar mais esse posicionamento, e deixamos o seguinte questionamento para reflexão: em que medida a identidade com o trabalho afeta a saúde do trabalhador?

As oficinas trouxeram o corpo humano, uma coconstrução dos participantes. Nelas lhes foi permitido explorar e apresentar seus sentidos e significados, compreendendo a relação de afetar e ser afetado pelas vivências do mundo do trabalho, mostrando os pontos de afetação de seus próprios corpos, comprovando sua amplitude aos riscos à saúde.

O nexo causal referente às causas do adoecimento do trabalhador e seus impactos provocados pelas organizações apresentam até os dias de hoje severas discursões e pesquisas científicas, porém os principais questionamentos circundam sobre: quais são as causas de adoecimento do trabalhador? A doença que o trabalhador está apresentando é proveniente de seus antecedentes familiares, desqualificando assim as implicações à saúde provocadas pela organização? Nesse entremeio, destacamos a historicidade como categoria potente a auxiliar os profissionais de saúde a resolverem essa questão, pois somente por meio da compreensão dos fatos e reunião de dados é possível diferenciar a doença preexistente e o seu surgimento na sua relação direta com o trabalho.

Os afetos são uma potência na reelaboração de sentido e significado do trabalho. Nesse ínterim, olhar para as emoções no ambiente de trabalho é um desafio, pois a cultura organizacional trabalha exatamente sobre o discurso de sua negação, independentemente de suas afetações. Recorremos a Espinosa para construir caminhos e possibilidades de reflexão, na expectativa de encontrar singularidades que implicadas a cada sujeito, e partindo da força de seu desejo, tornasse possível restabelecer os sentidos e significado. No entanto, nosso desafio ainda se amplia em construir estratégias de proteção à saúde do trabalhador.

SAÚDE E AFETOS NO TRABALHO: CONSTRUÇÕES DA PRÁTICA CLÍNICA E SUBJETIVIDADE

Portanto, mediante os dados apresentados, ressalta-se a importância e a necessidade de que seja realizada uma auditoria, seguida de estudos interdisciplinares, incluindo a engenharia de tráfego e estudos ergonômicos, com a perspectiva de ampliação e melhoria no transporte urbano, pesquisas que busquem desvelar a essência indo além da aparência nas empresas de ônibus na cidade de Manaus. Sobre a perspectiva de desvelar a realidade da atividade no trabalho de motorista, esta obra desnudou a dimensão subjetiva da realidade implicada pelo adoecimento do trabalhador, apresentando indicativos importantes a serem refletidos diante da necessidade de reconstrução da saúde.

REFERÊNCIAS

ARDOINO, Jaques; BARUS-MICHEL, Jaqueline. Sujeito. *In:* BARUS-MICHEL, Jaqueline; ENRIQUEZ, Eugene; LEVY, André. **Dicionário de psicossociologia**. Lisboa: Climepsi, 2005.

AGUIAR, Wanda M. Junqueira. "Consciência e atividade: categorias fundamentais da Psicologia Sócio-Histórica". *In:* BOCK, Ana Mercês Bahia; FURTADO, Odair; GONÇALVES, Maria da Graça (org.). **Psicologia Sócio-Histórica**: uma perspectiva crítica em Psicologia. 6. ed. São Paulo: Cortez, 2002.

AGUIAR, Wanda M. Junqueira de; SOARES, Júlio Ribeiro; MACHADO, Virgínia Campos. Núcleos de significação: Uma proposta histórico-dialética de apreensão das significações. **Cadernos de pesquisa**, [*s. l.*], v. 45, n. 155, p. 56-75, jan./mar.2015. Disponível em: http://www.scielo.br/pdf/cp/v45n155/1980-5314--cp-45-155-00056.pdf. Acesso em: 3 ago. 2017.

AMADO, Gilles; LHUILIER, Dominique. "A atividade no centro da intervenção psicossociológica". *In:* BENDASSOLLI, Pedro F.; SOBOLL, Lis Andrea P. **Métodos de pesquisa e intervenção em psicologia do trabalho**: Clínicas do Trabalho. São Paulo: Atlas, 2014.

ANDRÉ, Marli Eliza Dalmazo Afonso de. "Questões sobre os fins e sobre os métodos de pesquisa em Educação". **Revista eletrônica de educação**, São Carlos, v. 1, n. 1, p. 119-131, set. 2007. Disponível em: http://www.reveduc.ufscar.br/index.php/reveduc/article/viewFile/6/6. Acesso em: 21 nov. 2021.

BENDASSOLLI, Pedro F. **Psicologia e trabalho**: apropriações e significados. São Paulo: Cengage Learning, 2009.

BENDASSOLLI, Pedro F.; SOBOLL, Lis Andrea P. "Introdução as clínicas do trabalho: aportes teóricos, pressupostos e aplicações". *In:* BENDASSOLLI, Pedro F.; SOBOLL, Lis Andrea P. **Clínicas do Trabalho**: Novas perspectivas para compreensão do trabalho na atualidade. São Paulo: Atlas, 2011.

BENDASSOLLI, Pedro F.; GONDIM, Sonia Maria Guedes. "Projeto de cientificidades das clínicas do trabalho e seus desafios no campo da psicologia organizacional e do trabalho". *In:* BENDASSOLLI, Pedro F.; SOBOLL, Lis Andrea P. **Métodos de pesquisa e intervenção em psicologia do trabalho**: Clínicas do Trabalho. São Paulo: Atlas, 2014a.

BENDASSOLLI, Pedro F; GONDIM, Sonia Maria Guedes. Significados, sentidos e função psicológica do trabalho: Discutindo essa tríade conceitual e seus desafios metodológicos. **Avances en Psicología Latinoamericana**, Bogotá, v. 32, n. 1, p. 131-147, 2014b. Disponível em http://www.scielo.org.co/pdf/apl/v32n1/v32n1a10.pdf. Acesso em: 30 jan. 2021.

BOCK, Ana Mercês Bahia. **A Psicologia Sócio-Histórica**: uma perspectiva crítica em Psicologia. São Paulo: Cortez, 2002.

BOCK, Ana Mercês Bahia; FURTADO, Odair; GONÇALVES, Maria da Graça. Psicologia Sócio-Histórica. *In:* BOCK, Ana Mercês Bahia; FURTADO, Odair; GONÇALVES, Maria da Graça (org.). **Psicologia Sócio-Histórica**: uma perspectiva crítica em Psicologia. 6. ed. São Paulo: Cortez, 2002.

BOCK, Ana Mercês Bahia. Fundamentos metodológicos da Psicologia Sócio--Histórica. *In:* BOCK, Ana Mercês Bahia; FURTADO, Odair; GONÇALVES, Maria da Graça (org.). **Psicologia Sócio-Histórica**: uma perspectiva crítica em Psicologia. 3. ed. São Paulo: Cortez, 2007.

BOCK, Ana Mercês Bahia; FURTADO, Odair; GONÇALVES, Maria da Graça. Psicologia Sócio-Histórica. *In:* BOCK, Ana Mercês Bahia; FURTADO, Odair; GONÇALVES, Maria da Graça (org.). **Psicologia Sócio-Histórica**: uma perspectiva crítica em Psicologia. 3. ed. São Paulo: Cortez, 2007.

BOCK, Ana Mercês Bahia; FURTADO, Odair; TEIXEIRA, Maria de Lourdes Trassi. Psicologia Sócio-Histórica. *In:* BOCK, Ana Mercês Bahia; FURTADO, Odair; TEIXEIRA, Maria de Lourdes Trassi. **Psicologias**: uma introdução ao estudo da Psicologia. 15. ed. São Paulo: Saraiva, 2018

BOVE, Laurent. **La stratégie du Conatus**: affirmation et résistance chez Spinoza. Paris: Librairie philosophique J. Vrin, 1996.

BOVE, Laurent. **Espinosa e a psicologia Social**: Ensaios de ontologia política e antropógênese. São Paulo: Autêntica, 2010.

CIAMPA, Antônio da Costa. **A estória de Severino e a História de Severina**: um ensaio de psicologia social. São Paulo: Brasiliense, 2009. Originalmente publicado em 1987.

CHAUI, Marilena. **Desejo, Paixão e Ação na ética de Espinosa**. São Paulo: Editora Companhia das Letras, 2011.

CHAUI, Marilena. **A nervura do Real ll**: Imanência e Liberdade em Espinosa. São Paulo: Editora Companhia das Letras, 2016.

CARRETEIRO, Teresa Cristina O.; BARROS, Vanessa Andrade de. "Intervenção psicossociológica". *In:* BENDASSOLLI, Pedro F.; SOBOLL, Lis Andrea P. **Métodos de pesquisa e intervenção em psicologia do trabalho**: Clínicas do Trabalho. São Paulo: Atlas, 2014.

CLOT, Yves. **A função Psicológica do Trabalho**. Petrópolis: Vozes, 2006.

CARONE, Iray. A dialética marxista: uma leitura epistemológica. *In:* LANE, Silvia T. M.; CODO, Wanderley (org.). **Psicologia social**: o homem em movimento. São Paulo: Editora Brasiliense, 1989.

DARDOT, Pierre; LAVAL, Christian. **A nova razão do Mundo**: Ensaio sobre a sociedade neoliberal. Tradução: Mariana Echalar. São Paulo: Editora Boi tempo, 2016.

DEJOURS, Christophe. **A loucura do Trabalho**: estudo de psicopatologia do trabalho. São Paulo: Cortez, 1992.

DEJOURS, Christophe. **Trabalho, Tecnologia e Organização**: Avaliação do Trabalho Submetida à Prova do Real. São Paulo: Editora Blucher, 2008.

DEJOURS, Christophe. Addendum: da Psicopatologia à Psicodinâmica do Trabalho. *In:* LANCMAN, S.; SZNELWAR, I. L. (org.). **Christophe Dejours**: da psicopatologia à psicodinâmica do trabalho. Rio de Janeiro: Ed. Fiocruz / Brasília: Paralelo 15, 2011.

DEJOURS, Christophe. **Trabalho Vivo**: Sexualidade e trabalho. Brasília: Paralelo 15, 2012a.

DEJOURS, Christophe. **Trabalho Vivo**: Trabalho e emancipação. Brasília: Paralelo 15, 2012b.

DIAS, Reinaldo; MATOS, Fernanda. **Políticas Públicas**: Princípios, propósitos e processos. São Paulo: Atlas, 2017.

DIAS, Elizabeth Costa *et al*. Desenvolvimento de Ações de Saúde do Trabalhador no SUS: a estratégia da Rede Nacional de atenção integral à saúde do Trabalhador (Renast). *In:* GOMEZ, Carlos Minayo; MACHADO, Jorge Mesquita; PENA, Paulo Gilvane Lopes (org.). **Saúde do trabalhador na sociedade brasileira contemporânea**. Rio de Janeiro: Fiocruz, 2011.

ESPINOSA. Bento. **Ética**. Tradução de Joaquim de Carvalho; Joaquim Ferreira Gomes; Antônio Simões. Lisboa: Editora Relógio d'agua editores, 1992.

FACAS, Emilio Peres. **PROART**: Riscos Psicossociais Relacionados ao Trabalho. [recurso eletrônico]. Porto Alegre: Editora Fi. Disponível em: http://www.editorafi. org. Acesso em: 14 maio 2022.

FLEURY, Alessandra Ramos; MACÊDO, Kátia Barbosa. A clínica psicodinâmica do trabalho teoria e método. *In:* MACÊDO, Kátia Barbosa. **O Diálogo que Transforma**: a clínica psicodinâmica do trabalho. Goiânia: Editora PUC, 2015.

FLICK, Uwe. **Introdução à pesquisa qualitativa**. Porto Alegre: Artmed, 2009.

FREITAS, Nadia Santos. **Análise psicodinâmica do adoecimento relacionado ao trabalho em uma empresa no Polo Industrial de Manaus**. 2016. Dissertação (Mestrado em Psicologia) – Universidade Federal do Amazonas, Manaus, 2016. Disponível em: https://tede.ufam.edu.br/handle/tede/5639. Acesso em: 12 mar. 2022.

FERREIRA, João Batista. **A máquina do mundo neoliberal**: capturas e resistências à precarização da subjetividade e da vida no trabalho. Academia, [*s. l.*], 2022. Disponível em: https://www.academia.edu/es/73623011/A_m%C3%A1quina_do_mundo_neoliberal_capturas_e_resist%C3%AAncias_%C3%A0_precariza%C3%A7%C3%A3o_da_subjetividade_e_da_vida_no_trabalho. Acesso em: 15 mar. 2022.

FURTADO, Odair. O psiquismo e a subjetividade social. *In:* BOCK, Ana Mercês Bahia. FURTADO, Odair; GONÇALVES, Maria da Graça (org.). **Psicologia Sócio-Histórica**: uma perspectiva crítica em psicologia. São Paulo: Cortez, 2002.

FURTADO, Odair. Trabalho e subjetividade – O movimento da consciência do trabalhador desempregado. *In:* DOWBOR, Ladislau *et al.* **Desafios do Trabalho**. Petrópolis: Vozes, 2004.

FURTADO, Odair. O Psiquismo e a Subjetividade Social. *In:* BOCK, Ana Mercês Bahia. FURTADO, Odair; GONÇALVES, Maria da Graça (org.). **Psicologia Sócio-Histórica**: uma perspectiva crítica em Psicologia. 3. ed. São Paulo: Cortez, 2007.

FURTADO, Odair; SAVARTMAN, Bernardo P. Trabalho e alienação. *In:* BOCK, Ana Mercês B. *et al.* **A Dimensão subjetiva da realidade**: uma leitura sócio-histórica. São Paulo: Cortez, 2009.

FURTADO, Odair. **Trabalho e Solidariedade**. São Paulo: Cortez, 2011.

SAÚDE E AFETOS NO TRABALHO: CONSTRUÇÕES DA PRÁTICA CLÍNICA E SUBJETIVIDADE

FURLAN, Vinícius. **(Bio)políticas de reconhecimento e modulações de perso-nagens**. Tese (Doutorado em Psicologia Social) – Pontifícia Universidade Católica de São Paulo, São Paulo, 2020. Disponível em: https://sapientia.pucsp.br/handle/handle/23786. Acesso em: 10 nov. 2021.

GOMEZ, Carlos Minayo. Introdução: Campo da saúde do trabalhador: Trajetória, configuração e transformações. *In:* GOMEZ, Carlos Minayo; MACHADO, Jorge Mesquita; PENA, Paulo Gilvane Lopes (org.). **Saúde do trabalhador na sociedade brasileira contemporânea**. Rio de Janeiro: Fiocruz, 2011.

GONÇALVES, Maria da Graça Marchina. A psicologia como ciência do sujeito e da subjetividade: a historicidade como noção básica. *In:* BOCK, Ana Mercês Bahia. FURTADO, Odair; GONÇALVES, Maria da Graça (org.). **Psicologia Sócio--Histórica**: uma perspectiva crítica em psicologia. São Paulo: Cortez, 2002a.

GONÇALVES, Maria da Graça Marchina. Fundamentos metodológicos da psicologia sócio-histórica. *In:* BOCK, Ana Mercês Bahia; FURTADO, Odair; GON-ÇALVES, Maria da Graça (org.). **Psicologia Sócio-Histórica**: uma perspectiva crítica em Psicologia. 6. ed. São Paulo: Cortez, 2002b.

GONÇALVES, Maria da Graça Marchina. Fundamentos metodológicos da Psicologia Sócio-Histórica. *In:* BOCK, Ana Mercês Bahia. FURTADO, Odair; GON-ÇALVES, Maria da Graça (org.). **Psicologia Sócio-Histórica**: uma perspectiva crítica em Psicologia. São Paulo: São Paulo, 2007.

GONÇALVES, Maria da Graça Marchina; BOCK, Ana Mercês Bahia. A dimensão subjetiva dos fenômenos sociais. *In:* BOCK, Ana Mercês B. *et al*. **A Dimensão subjetiva da realidade**: uma leitura sócio-histórica. São Paulo: Cortez, 2009.

GONZÁLEZ REY, Fernando Luiz. **A pesquisa qualitativa em psicologia**: Caminhos e desafios. São Paulo: Editora Cengage, 2011.

GONZÁLEZ REY, Fernando Luiz; MARTINEZ, Albertina Mitjáns. O processo da pesquisa construtivo-interpretativa. *In:* GONZÁLEZ REY, Fernando; MARTÍNEZ, Albertina Mitjáns. **Subjetividade**: teoria, epistemologia e método. Campinas: Editora Alínea, 2017.

GONZÁLEZ REY, Fernando Luiz; MARTINEZ, Albertina Mitjáns. Epistemologia Qualitativa. *In:* GONZÁLEZ REY, Fernando; MARTÍNEZ, Albertina Mitjáns. **Subjetividade**: teoria, epistemologia e método. Campinas: Editora Alínea, 2017.

GONZÁLEZ REY, Fernando Luiz; MARTINEZ, Albertina Mitjáns. A teoria da subjetividade no momento atual. *In:* GONZÁLEZ REY, Fernando; MARTÍNEZ, Albertina Mitjáns. **Subjetividade**: teoria, epistemologia e método. Campinas: Editora Alínea, 2017.

HAMRAOUI, Éric. Servitude Volontaire ou Désubjectivation? *In:* CLOT, Yves; LHUILIER, Dominique. **Travail et santé**: ouvertures cliniques. Éditions: érès, 2015.

HAMRAOUI, Éric. De Brian a henry: uma antropologia filosófica em contraponto à conceção neoliberal do sujeito e do trabalho desencarnados. *In:* UMBELINO, Luis Antonio. (coord.). **Corps Ému**: Corpo Abalado. Éditions: Imprensa da Universidade de Coimbra, 2021a.

HAMRAOUI, Éric. Sens du Travail et temporalité. **Revista trabalho (Em)Cena**, Palmas, Tocantins, v. 1, n. 2, jul./dez. 2016. Disponível em: https://sistemas.uft.edu.br/periodicos/index.php/encena/article/view/2431/9692. Acesso em: 19 set. 2021b.

JAQUET, Chantal. **A força do corpo humano**. Traduzido por Márcia Patrizio. São Paulo: Annablume, 2010.

JAQUET, Chantal. **A unidade do corpo e da mente**: Afetos, ações e paixões em Espinosa. Traduzido por Marcos Ferreira de Paula; Luís César Guimarães Oliva. São Paulo: Autêntica, 2011.

KAHHALE, Edna M. S.; ROSA, Elisa Zaneratto. A construção de um saber crítico em Psicologia. *In:* BOCK, Ana Mercês B. *et al.* **A Dimensão subjetiva da realidade**: uma leitura sócio-histórica. São Paulo: Cortez, 2009.

JUNIOR, Benilton Bezerra. Desafios da Reforma Psiquiátrica no Brasil. **Revista de saúde coletiva**, Rio de Janeiro, v. 17, n. 2, p. 1-8, 2007. Disponível em: https://www.scielosp.org/article/ssm/content/raw/?resource_ssm_path=/media/assets/physis/v17n2/v17n2a02.pdf. Acesso em: 19 set. 2021.

LANE, Silvia T. M. A psicologia Social e uma nova concepção do homem para a Psicologia. *In:* LANE, Silvia T. M; CODO, Wanderley (org.). **Psicologia social**: o homem em movimento. São Paulo: Editora Brasiliense, 1989.

LHUILIER, Dominique. Filiações teóricas das clínicas do Trabalho. *In:* BENDASSOLLI, Pedro F.; SOBOLL, Lis Andrea P. **Clínicas do Trabalho**: Novas perspectivas para compreensão do trabalho na atualidade. São Paulo: Atlas, 2011.

LHUILIER, Dominique. Prefácio. *In:* BENDASSOLLI, Pedro F.; SOBOLL, Lis Andrea P. **Métodos de pesquisa e intervenção em psicologia do trabalho**: Clínicas do Trabalho. São Paulo: Atlas, 2014.

LÉVY, André. Organização. *In:* BARUS-MICHEL, Jaqueline; ENRIQUEZ, Eugene; LEVY, André. **Dicionário de psicossociologia**. Lisboa: Climepsi, 2005.

MARX, Karl. **Manuscritos econômico-filosóficos**. Tradução e notas: Jesus Ranieri. São Paulo: Boitempo, 2021.

MENDES, Ana Magnólia. **Psicodinâmica do Trabalho**: teoria, método e pesquisas. São Paulo: Casa do Psicólogo, 2007.

MENDES, Ana Magnólia; ARAÚJO, Luciane Kozicz Reis. **Clínica psicodinâmica do Trabalho**: práticas brasileiras. Brasília: Editora EX LIBRIS, 2011.

MENDES, Ana Magnólia; ARAÚJO, Luciane Kozicz Reis. **Clínica psicodinâmica do Trabalho**: o sujeito em ação. Brasília: Juruá, 2012.

MARTINS, Soraya Rodrigues; MENDES, Ana Magnólia. Espaço Coletivo de Discussão: A Clínica Psicodinâmica do Trabalho como Ação de Resistência. **Revista Psicologia**: Organizações e Trabalho, [*s. l.*], v. 12, n. 2, p. 171-184, maio/ago., 2012. Disponível em: https://www.scielo.br/j/prod/a/V76xtc8NmkqdWHd6sh7Jsmq/?format=pdf&lang=pt. Acesso em: 10 jul. 2014.

MINAYO, Maria Cecília de Souza. **O desafio do conhecimento**: pesquisa qualitativa em saúde. São Paulo: Editora Hucitec, 2014.

MICHEL, Maria Helena. **Metodologia e Pesquisa Científica em Ciências Sociais**. Um guia prático para acompanhamento da disciplina e elaboração de trabalhos monográficos. São Paulo: Atlas, 2005.

MORAES, Josiane; MARTINELLI, Maria Lúcia. A importância da categoria mediação para o serviço social. **XX Seminário Latinoamericano de Escuela de Trabajo Social**. Córdoba, Argentina, de 24 a 27 de setembro de 2012. Disponível em: http://www.cressrn.org.br/files/arquivos/Y6O09Vi7X17oOE584R0e.pdf. Acesso em: 12 abr. 2022.

MORAES, Rosângela Dutra de. Expansão da psicodinâmica do trabalho no norte do Brasil. *In:* MORAES, Rosângela Dutra de; VASCONCELOS, Ana Claudia Leal. **Psicodinâmica do trabalho no Brasil**: Práticas, avanços e desafios. Curitiba: Juruá, 2017.

MOURA, Patrícia Moraes Furtado de. **Vivências de prazer e sofrimento no trabalho no trabalho de atendimento ao público de servidores do judiciário no Amazonas**. Dissertação (Mestrado em Psicologia) – Programa de Pós-Graduação em Psicologia, Universidade Federal do Amazonas, Manaus, 2013. Disponível em: https://tede.ufam.edu.br/bitstream/tede/2855/1/Patricia%20Moraes%20Furtado%20de%20Moura.pdf. Acesso em: 2 mar. 2022.

PALERMO, Hernàn M. **La Proiducción de la Masculinidade em el trabajo petrolero**. Buenos Aires: Editora Biblos Sociedade, 2017.

PASQUALINI, Juliana Campregher; MARTINS, Ligia Márcia. Dialética Singular – Particular – Universal: Implicações do método materialista histórico-dialético para a Psicologia. **Psicol. Soc**. São Paulo, v. 27, n. 2, ago. 2015. Disponível em: https://www.scielo.br/j/psoc/a/WFbvK78sX75wDNqbcZHqcPj/. Acesso em: 10 mar. 2021.

SANTANA, Priscila Moreira. **Vivências de prazer e sofrimento dos trabalhadores de enfermagem em um hospital universitário em Manaus**. Dissertação (Mestrado em Psicologia) – Universidade Federal do Amazonas, Manaus, 2015. Disponível em: https://tede.ufam.edu.br/bitstream/tede/4796/1/PRISCILA%20MOREIRA%20SANTANA.pdf. Acesso em: 10 out. 2021.

SANTOS, Ana Paula dos; LACAZ, Francisco Antônio de Castro. Saúde do Trabalhador no SUS: contexto, estratégias e desafios. *In:* GOMEZ. Carlos Minayo; MACHADO, Jorge Mesquita; PENA, Paulo Gilvane Lopes (org.). **Saúde do trabalhador na sociedade brasileira contemporânea**. Rio de Janeiro: Fiocruz, 2011.

SAWAIA, Bader Burihan. **A consciência em construção no trabalho de construção da existência**: uma análise psicossocial do processo da consciência de mulheres faveladas participantes de movimentos urbanos de reivindicação social e de um grupo de produção de artesanato. Tese (Doutorado em Psicologia) – Pontifícia Universidade Católica de São Paulo, São Paulo, 1987. Disponível em: https://sapientia.pucsp.br/handle/handle/17268. Acesso em: 10 out. 2020.

SAWAIA, Bader Burihan. **O sofrimento ético-político como categoria de análise da dialética exclusão/inclusão**. Petrópolis: Vozes, 2014.

SEGRE, Marco; FERRAZ, Flávio Carvalho. O conceito de Saúde. **Rev. Saúde Pública**, São Paulo, v. 31, n. 5, p. 538-42, 1997. Disponível em: scielo.br/j/rsp/a/ztHNk9hRH3TJhh5fMgDFCFj/?format=pdf&lang=pt. Acesso em: 10 out. 2020.

SILVA, Claudia Osório Silva. Pesquisa e intervenção em clínica da atividade: a análise do trabalho em movimento. *In:* BENDASSOLLI, Pedro F.; SOBOLL, Lis Andrea P. **Métodos de pesquisa e intervenção em psicologia do trabalho**: clínicas do trabalho. São Paulo: Atlas, 2014.

SOUZA, Ana Silvia Ariza de; SAWAIA, Bader Burihan. A Saúde como Potência de Ação: uma análise do coletivo e de Comuna do Movimento dos Trabalhadores Rurais Sem Terra (MST). **Psicologia Política**, [*s. l.*], v. 16, n. 37. p. 305-320, set./ dez. 2016. Disponível em: http://pepsic.bvsalud.org/pdf/rpp/v16n37/v16n37a05. pdf. Acesso em: 8 out. 2021.

SPINOZA. **Ética**. Tradução: Tomaz Tadeu. 2. ed. 10. Reimpressão. Belo Horizonte: Autêntica, 2020.

SILVA, Fernando Henrique Melo. **Clínica psicodinâmica do trabalho em atendimentos individuais**. Dissertação (Mestrado em Psicologia) – Universidade Federal do Amazonas, Manaus, 2018. Disponível em: https://tede.ufam.edu.br/ bitstream/tede/6802/5/Disserta%C3%A7%C3%A3o_Fernando%20Silva_PPGPSI. Acesso em: 1 out. 2020.

SILVA, Keila. **Assédio Moral e Sofrimento no Trabalho de Professores Universitários em Manaus**. Dissertação (Mestrado em Psicologia) – Universidade Federal do Amazonas, Manaus, 2016. Disponível em: https://tede.ufam.edu.br/ bitstream/tede/5586/5/Disserta%C3%A7%C3%A3o%20-%20Keila%20Silva.pdf. Acesso em: 12 abr. 2022.

TEIXEIRA, Maria da Glória *et al.* Áreas Sentinelas: uma estratégia de monitoramento em Saúde Pública. **Epidemiologia e Serviços de Saúde**, [*s. l.*], v. 12, n. 1, jan./mar. 2003. Disponível em: http://scielo.iec.gov.br/pdf/ess/v12n1/v12n1a03. pdf. Acesso em: 10 maio 2020.

VASCONCELOS, Ana Claudia Leal. Do Sofrimento ao adoecimento: vivências no polo industrial. *In:* MORAES, Rosângela Dutra de; VASCONCELOS, Ana Claudia Leal. **Subjetividade e trabalho com automação**: estudo no polo industrial de Manaus. Manaus: Edua, 2011.

VASCONCELOS, Luiz Carlos Fadel; MACHADO, Jorge Mesquista Huet. Política nacional de saúde do trabalhador: ampliação do objeto em direção a uma política de estado. *In:* GOMES, Carlos Minayo; MACHADO, Jorge Mesquista Huet; PENA, Paulo Gilvane Lopes (org.). **Saúde do trabalhador na sociedade Brasileira contemporânea**. Rio de Janeiro: Editora Fiocruz, 2011.

VIGOTSKI, Lev Semenovich. **Teoria e método**. São Paulo: Martins Fontes, 1999.

VIGOTSKI, Lev Semenovich. **A construção do pensamento e Linguagem**. São Paulo: Martins Fontes, 2009.

ZANOLA, Silvia Rosa da Silva. O conceito de mediação em Vigotski e Adorno. **Revista psicologia e sociedade**, [s. l.], v. 24, n. 1, abr. 2012. Disponível em: https://doi.org/10.1590/S0102-71822012000100002. Acesso em: 5 mar. 2022.